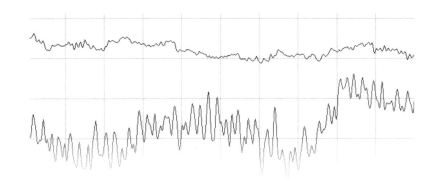

第2版

实用眼震电图和眼震视图检查

李晓璐　卜行宽　Kamran Barin　王尔贵 编著

编著者单位

李晓璐　南京医科大学第一附属医院(江苏省人民医院)耳鼻咽喉科

卜行宽　南京医科大学第一附属医院(江苏省人民医院)耳鼻咽喉科

Kamran Barin　美国俄亥俄州立大学医学中心耳鼻咽喉-头颈外科平衡障碍中心

王尔贵　第二军医大学附属长征医院南京分院耳鼻咽喉科

人民卫生出版社

图书在版编目（CIP）数据

实用眼震电图和眼震视图检查/李晓璐等编著.
—2版. —北京：人民卫生出版社，2015
ISBN 978-7-117-21519-0

Ⅰ.①实…　Ⅱ.①李…　Ⅲ.①眼球震颤电图
Ⅳ.①R777.4

中国版本图书馆 CIP 数据核字（2015）第 241721 号

人卫智网	www.ipmph.com	医学教育、学术、考试、健康，
		购书智慧智能综合服务平台
人卫官网	www.pmph.com	人卫官方资讯发布平台

实用眼震电图和眼震视图检查
第 2 版

编　　著：李晓璐　　卜行宽　　Kamran Barin　　王尔贵
出版发行：人民卫生出版社（中继线 010-59780011）
地　　址：北京市朝阳区潘家园南里 19 号
邮　　编：100021
E - mail：pmph @ pmph. com
购书热线：010-59787592　　010-59787584　　010-65264830
印　　刷：北京建宏印刷有限公司
经　　销：新华书店
开　　本：787×1092　1/16　　印张：12
字　　数：292 千字
版　　次：2007 年 9 月第 1 版　　2015 年 11 月第 2 版
　　　　　2024 年 4 月第 2 版第 7 次印刷（总第 8 次印刷）
标准书号：ISBN 978-7-117-21519-0
定　　价：125.00 元
打击盗版举报电话：010-59787491　　E-mail：WQ @ pmph. com
质量问题联系电话：010-59787234　　E-mail：zhiliang @ pmph. com

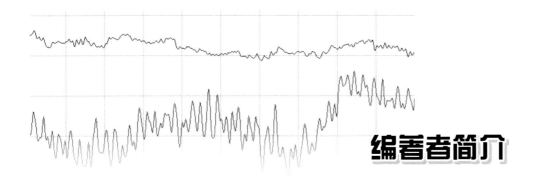

编著者简介

李晓璐 南京医科大学康复医学专业博士。现任南京医科大学第一附属医院(江苏省人民医院)耳鼻咽喉科研究员、中华医学会耳鼻咽喉头颈外科分会听力学组副组长、江苏省康复医学会第四届听力语言康复专业委员会主任委员。担任《听力学及言语疾病杂志》《中国医学文摘耳鼻咽喉科学》编委。主要从事内耳病的临床诊治、教学和科研工作,曾在 SCI、国内核心期刊发表多篇专业论文,主(参)编专业书籍多部。荣获中华医学科技奖二等奖、江苏省政府科技进步奖、江苏省卫生厅新技术引进奖各一次。

卜行宽 主任医师,教授,享受国务院特殊津贴专家。现任世界卫生组织助听器工作组成员、中华医学会耳鼻咽喉头颈外科分会听力学组顾问、北京大学言语听觉研究中心学术委员。担任《中华耳科学杂志》副主编,《中华耳鼻咽喉头颈外科杂志》《听力学及言语疾病杂志》《中国眼耳鼻喉科杂志》编委,《中国听力语言康复科学杂志》专家委员会委员。发表论著 50 余篇,主(参)编专业书籍多部。荣获中华医学科技奖二等奖一次、江苏省政府科技进步奖三次,2004 年获"全国优秀科技工作者"荣誉称号,2003 年获"江苏省优秀科技工作者"荣誉称号。

Kamran Barin 美国俄亥俄州立大学电子与生物工程学博士,前俄亥俄州立大学医学院耳鼻咽喉头颈外科平衡障碍中心主任,多年从事眩晕和平衡障碍的临床研究和教学工作,多次在欧美进行临床 ENG/VNG 培训,有极丰富的临床和教学经验、曾多次来华讲学,反响极好。

王尔贵 1962 年毕业于原山东医科大学,现为第二军医大学长征医院南京分院耳鼻咽喉科主任医师,擅长眩晕和耳聋的诊治。1992 年被国家人事部授予"中青年有突出贡献专家"称号,1992 年 10 月获选享受国务院特殊津贴专家。曾获军队科技进步奖(医疗成果奖)一等奖 1 项,二等奖 4 项,三、四等奖 18 项。发表论文 70 多篇,参编专著 4 部。

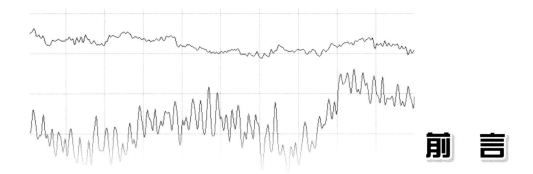

前 言

自 2007 年《实用眼震电图和眼震视图检查》第 1 版问世以来,已过去 8 年了。国内外流行病学研究表明,眩晕的患病率与年龄呈正相关,即随着年龄增长,眩晕的患者增多。我国已进入老龄社会,老年人数量超过 2 亿,而眩晕是常见、多发症状,耳科、神经科和内科医师几乎每天都要诊疗这些病人。眩晕的病因复杂,表现多样,除了详细询问病史、注意全身和局部检查以及必要的生化和影像学检查外,眼震电图和眼震视图检查是诊断和鉴别诊断不可缺少的项目。本书第 1 版出版后不久即销售一空,充分说明了读者的需求。

根据近年来学科的发展,我们在上版书基础上做了一些修订,主要有:

1. 新增了"甩头试验""前庭诱发肌源电位"等临床较新的前庭功能测试项目;

2. 对第 1 版中的插图进行了较多更新,去除了大部分 DOS 系统记录图形,目前第 2 版的图片多为 Windows 系统的图片;

3. 修正了第 1 版的笔误。

在编写中,笔者力图以简洁的图文和最新的知识来说明复杂的临床问题,但由于笔者的认识和水平仍然有限,难免有疏漏和不当,恳请读者批评指正。

在此,特别感谢徐莹和李宛桐两位为本书示例图片的拍摄担任模特。

编著者

2015 年 9 月于南京

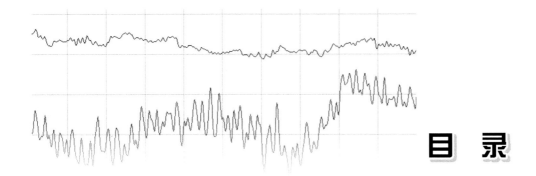

目 录

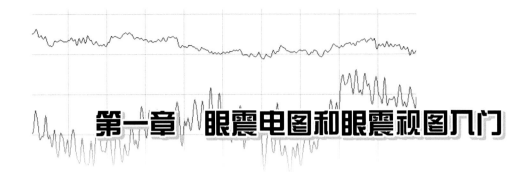

第一章 眼震电图和眼震视图入门

眼球震颤（nystagmus）简称眼震，是一种不受主观意志控制的眼球节律性运动，可以是生理性的，也可以是病理性的。前者如双耳变温冷热试验和旋转运动；后者主要见于周围性和中枢性前庭系统病变（前庭性眼震）以及某些眼病。前庭性眼震的特征是有交替出现的慢相（slow component）和快相（quick component）。慢相指眼球向某一方向做相对缓慢运动，由前庭刺激所致；快相则为眼球的快速回位运动，是中枢自发性矫正运动。眼震的慢相一般朝向前庭兴奋性较低的一侧，而快相则正好相反。利用特殊的设备采集和记录眼震，并进行定性、定量分析，这就是眼震电图描记法（electronystagmography，ENG）和眼震视图描记法（videonystagmusgraphy，VNG）。眼震电图通过电极记录角膜-视网膜电位（corneo-retinal potential，CRP），间接反映眼动轨迹，也被称为眼动图（electrooculography，EOG）。眼震视图是通过摄像头直接记录眼动轨迹，也被称为视动图（videooculography，VOG）。

眼震电图和眼震视图在临床上主要用于平衡障碍的诊断和评估，是现代耳神经科学中不可或缺的前庭功能评估技术。通过眼震电图和眼震视图，临床医生可以记录到裸眼无法察觉的、强度小于7°/s的微弱眼震，并分析其强度、方向等重要参数。此外，借助眼震电图和眼震视图，临床医生可以记录和分析受试者在闭眼时或在暗室中的眼震情况，借此判断受试者前庭系统功能是否正常，并为前庭系统病变提供定位诊断依据。

第一节　眼震的观察方法

目前临床常用的眼震观察方法主要有四种：裸眼检查法、Frenzel 眼镜检查法、眼震电图描记法和眼震视图描记法。

一、裸眼检查法

检查者立于受试者正前方约40cm处，要求其按检查者手指所示方向，依次向正前、左、右、上、下方注视，观察受试者眼球运动（图1-1），注意是否存在眼震；若眼震存在，还需留意其方向、强弱以及诱发条件等。采用这种方法，能观察到眼震的最小动眼幅度为0.5°。操作时，注意水平向偏离中线的角度不得超过30°，以免引起终极性眼震（end-point nystagmus）。裸眼检查到的眼震，其强度从弱到强依次可分为三度：①Ⅰ度：眼震仅出现于受试者向快相侧注视时；②Ⅱ度：受试者向快相侧和正前方注视时有眼震；③Ⅲ度：受试者向快相侧、正前

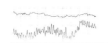

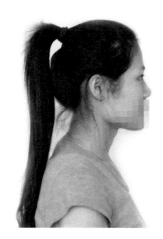 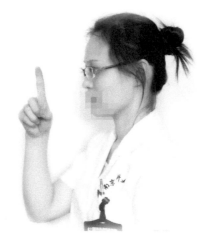

图 1-1　裸眼检查法示意图

方和慢相侧注视时均有眼震。

　　裸眼检查法简便易行,临床上最为常用,但存在以下不足:①易受固视抑制的影响,即固视时,眼震强度会减弱或者眼震消失,从而使微弱眼震不易被察觉;②临床医生无法对裸眼看到的眼震进行定量分析。

二、Frenzel 眼镜检查法

　　给受试者佩戴 Frenzel 眼镜,观察其眼震,称为 Frenzel 眼镜检查法。Frenzel 眼镜是一种屈光度为+15 ~ +20D 的凸透镜,可以放大瞳孔,使微弱眼震更易于观察;在眼镜两侧还装有小灯泡,用于照亮受试者的瞳孔,消除固视抑制(图 1-2)。因此,较之裸眼检查,Frenzel 眼镜观察的准确性有所提高。但是,Frenzel 眼镜检查法仍然无法对眼震进行记录和定量分析。采用这种方法观察到的眼震强度分级和裸眼检查法相同。

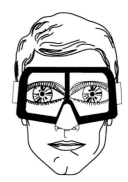

图 1-2　Frenzel 眼镜检查法示意图

三、眼震电图描记法

　　通过眼震电图描记仪记录眼震,称为眼震电图描记法(以下简称眼震电图)。眼震电图描记仪是一种记录眶周电极间电位差的仪器。1894 年 Du Bois-Reymond 提出,从生物电角度来看,可以将眼球视为一带电的偶极子,角膜带正电荷,视网膜带负电荷,而巩膜具有绝缘特性,其电轴与视轴方向一致,并形成一电场。正常情况下,角膜和视网膜之间存在着静息电位。当眼球运动时,由角膜和视网膜间电位差形成的电场在空间相位发生改变,眶周电极区的电位差亦随之改变,从而产生角膜-视网膜电位(图 1-3)。当瞳孔位于中央时,CRP ≈ 1mV。瞳孔每转动 1°,CRP 就随之改变 15 ~ 20μV。眼震电图描记仪通过放大和记录装置,能将此微弱的电位变化描绘成特定的图形,即眼震电图。

　　用眼震电图记录眼震,比裸眼观察和 Frenzel 眼镜观察都更为精确,可以记录到更为微弱的眼震,并提供潜伏期、频率、方向及慢相角速度(slow phase velocity,SPV)等各种参数。

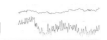

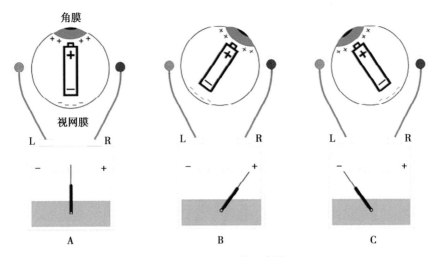

图1-3　CRP产生示意图

角膜相对视网膜为正电位,视网膜为负电位,两者之间电位差即CRP。A. 瞳孔位于中央时,CRP≈1mV;B. 瞳孔向右转动时,CRP为正电位;C. 瞳孔向左转动时,CRP为负电位

通过专用的计算机软件分析系统,尚可对快相角速度、旋转后眼震及视动后眼震等指标进行量化分析,具有很大的临床应用价值。图1-4为眼震电图记录系统。

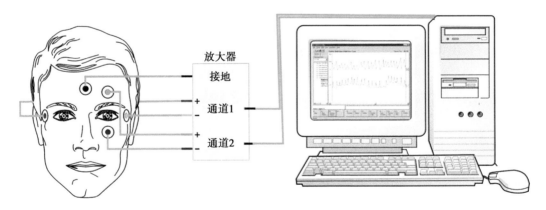

图1-4　ENG记录系统

通道1和2分别描记水平和垂直方向的眼动。信号经放大器放大,将CRP还原为眼动,
显示器所示蓝色(水平方向眼震)和红色曲线(垂直方向眼震)

四、眼震视图描记法

本书中将眼震视图描记法统一简称为"眼震视图"。测试时,受试者佩戴特制的视频眼罩,该眼罩双侧有红外摄像头,直接采集眼动图形,再通过放大和记录装置,将其描绘成特定形式的图形(图1-5),详见本章第三节。

综上所述,在几种常用的眼震检查方法中,只有眼震电图和眼震视图才能对眼震进行定量分析。

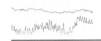

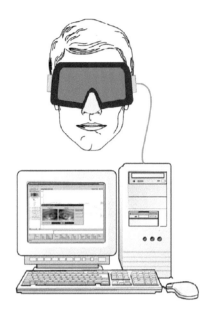

图 1-5　眼震视图描记法示意图

第二节　眼震电图基础

眼震电图检查既可在暗室进行,亦可在正常光照条件下进行,测试时注意保持光照强度不变。眼震电图在受试者睁眼、闭眼时都可以进行测试。但是,由于旋转性眼震时瞳孔没有发生水平和垂直方向的位移,所以其 CRP 没有发生改变,因此眼震电图无法记录到典型的旋转性眼震图形。此外,由于各种电信号的干扰,眼震电图记录到的图形可能会出现各种伪迹。

一、眼震电图记录系统

第一代眼震电图仪普遍采用描绘器,通过电动装置推动描绘笔在条形记录纸上描绘出眼震图形,其结果需要手工测算,较为烦琐。随着现代电子计算机技术的迅猛发展,眼震电图的记录系统也随之不断改进,从 DOS 系统到目前普遍采用的 Windows 记录系统,图形质量越来越好,还可以自动分析计算其结果(图 1-6),十分方便。图 1-7 所示为 Windows 系统记录的 ENG 图形,图中蓝色线描绘的是水平方向眼震(horizontal,H),红色线描绘的是垂直方向眼震(vertical,V)。横坐标表示时间,单位为秒(s);纵坐标表示眼动幅度,单位为度(°)。在水平通道上,眼震图形快相向上表示右跳性眼震,快相向下表示左跳性眼震;在垂直通道上,眼震图形快相向上表示上跳性眼震,快相向下表示下跳性眼震。

二、眼震电图参数

眼震电图的参数主要包括反映眼震的质和量两类参数。其中反映量的参数主要指潜伏期、反应期和强度,后者包括慢相角速度和频率;质的参数主要是指眼震的方向、类型和节律。

4

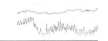

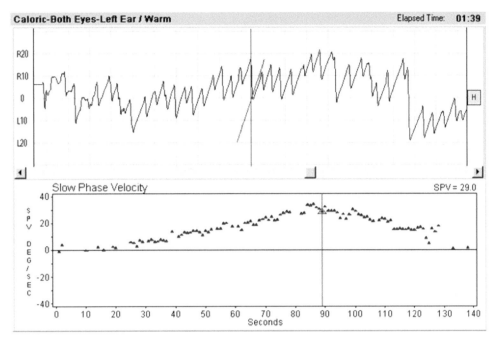

图 1-6 ENG 眼震强度

上图为冷热试验眼震图形,下图为计算机自动分析各眼震波 SPV 的值,对于选定的眼震波(上图中粉色标记),Windows 系统自动计算其 SPV 为 29°/s

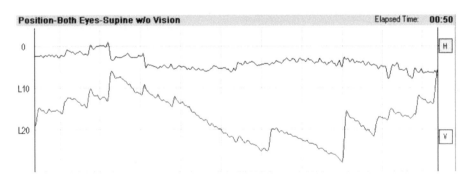

图 1-7 眼震电图 Windows 记录图形

1. **潜伏期** 是指从刺激开始到首次出现眼震之间的间隔时间。这段时间的长短与测试者冷热气或冷热水灌注操作技术有关,还和受试者外半规管外侧骨壁的厚薄有关。当眼震连续出现 3 次时,即可作为反应开始的标志,此前的时间为潜伏期。

2. **反应期** 临床上将从眼震开始出现直至眼震消失的时间定义为反应期。实际测试中,当眼震的终止点难以判断时,可以参考以下迹象:①眼震振幅和频率逐渐衰减,间歇期延长,可长达 3 秒后再出现 1~2 次眼震;②出现反向眼震;③出现连续的方波或眼球随意运动(图 1-8)。

在眼震停止后,有时可出现反向或同向眼震,持续 10~15 秒或更长时间,这种眼震称为继发性眼震,属正常生理现象。

3. **慢相角速度** 慢相角速度是指单位时间内的眼动幅度,主要反映壶腹嵴帽的位移情

5

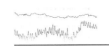

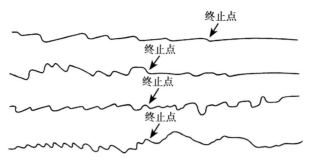

图 1-8　眼震终止点的判断

况,是对眼震进行定量分析的重要参数,主要用于评估眼震强度,也是对前庭反应进行定量评估的依据。采用条形图记录时,慢相角速度需要人工测量计算。计算步骤如图 1-9 所示:首先选择一个眼震波,在图上标出其慢相波两顶点之间的垂直距离和水平距离,两者之比即为慢相角速度,其计算公式见式(1-1):

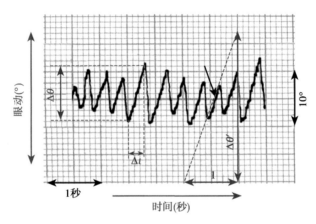

图 1-9　SPV 计算示意图

$$SPV = \frac{\Delta\theta}{\Delta t} \qquad 式(1-1)$$

若沿眼震波的慢相成分作一延长线,使延长线的起点和终点在横坐标时间轴占时为 1 秒(10 小格),此时延长线两顶点之间的垂直距离即为 SPV,见式(1-2)。两种计算方法结果相同,但显然后者更为简单。

$$SPV = \frac{\Delta\theta'}{1} \qquad 式(1-2)$$

目前所用设备均可直接显示眼震强度(SPV)(见图 1-6)。

4. 频率　频率是指单位时间内眼震出现的次数,单位为 Hz(次/秒)。例如,当进行冷热试验时,通常眼震在冷灌注或热灌注开始后 60 ~ 90 秒强度达到最大,为反应过程的顶峰期。求得此期间平均每秒的眼震次数即为其频率。

5. 方向　因快相较慢相更便于观察,故眼震方向通常按其快相所指方向来命名,可分为左跳性眼震、右跳性眼震、上跳性眼震、下跳性眼震(图 1-10),此外还有斜向、顺时针和逆

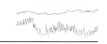

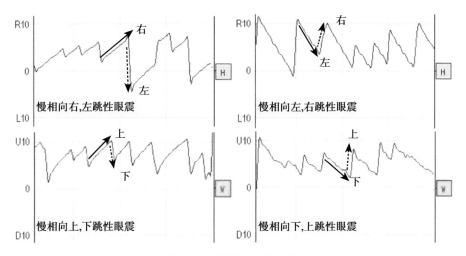

图1-10　眼震方向示意图

虚线标记为快相,实线标记为慢相。其中,左上图为左跳性眼震;右上图为右跳性眼震;左下图为下跳性眼震;右下图为上跳性眼震

时针等方向。

一般情况下,双耳变温冷热试验中,眼震的方向遵循COWS(cold opposite warm same side)原则,即冷刺激使内淋巴下降,半规管被抑制,诱发的眼震方向偏向刺激对侧;热刺激使内淋巴上升,半规管被兴奋,诱发的眼震方向偏向刺激同侧。方向不符合COWS原则的眼震称为错向眼震(inverted nystagmus),临床上常见于前庭中枢性病变。

6. 类型　根据眼震出现的方向,可以将其分为几种类型:水平性眼震(图1-11A)、垂直性眼震(图1-11B)、斜方向眼震如斜视(图1-12)、旋转性眼震(图1-13)等。几种方向可以联合出现,如水平-旋转性眼震、垂直-旋转性眼震等。

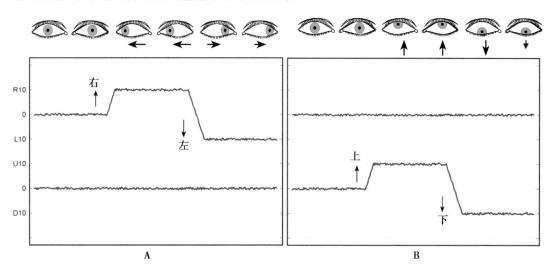

图1-11　水平性眼震和垂直性眼震

A图为水平性眼震,方向为先右后左;B图示垂直性眼震,方向先上后下(纵轴:R——右,L——左,U——上,D——下)

7

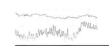

眼震的类型与受刺激的半规管密切相关。外半规管受刺激时通常产生水平性眼震;后半规管受刺激时则出现旋转性眼震;如果三个半规管同时受刺激,则出现水平-旋转性眼震。若冷热刺激诱发的眼震不按上述规律,出现其他异常类型的眼震,称为错性眼震(perverted nystagmus),为病理表现。垂直性眼震,无论是自发或诱发的,都提示前庭中枢性病变。

斜方向的眼动轨迹的特点是水平和垂直通道均有眼动(图 1-12)。

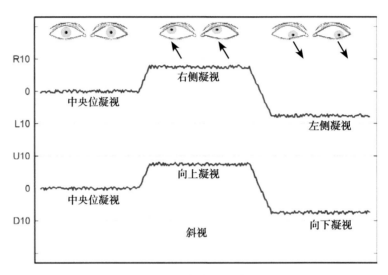

图 1-12　斜方向眼动
瞳孔从右上方向左下方移动

旋转性眼震时瞳孔始终位于中央位,呈顺时针或逆时针方向旋转,在水平和垂直方向上均未发生位移,所以 ENG 只记录到两条平线(图 1-13)。

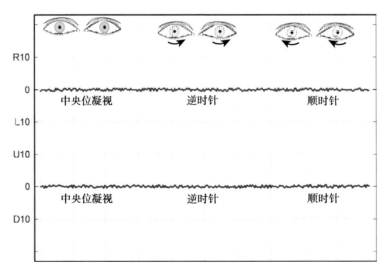

图 1-13　旋转性眼震
瞳孔仅在原位转动,上、下、左、右均未发生位移,CRP 无改变,故 ENG 在水平和垂直通道均未记录到眼震

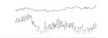

7. 节律 前庭刺激所诱发的眼震,在眼震电图中多表现为有节律的锯齿波。若锯齿波幅度参差不齐,或连续或偶有长短不等的间歇期者,称为节律不齐(图1-14)。节律不齐产生的原因目前尚不明确,临床上常见于前庭中枢性病变、内耳功能减退、精神紧张、激动不安及思想不集中等情况。

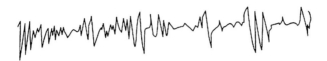

图1-14 眼震节律不齐

三、常见的图形伪迹

眼震电图记录到的图形,其质量高低取决于多种因素,受试者眨眼、不同受试者之间CRP的差异、电极、皮肤电阻或其他电信号的干扰均可产生伪迹,临床医生在分析结果时必须加以注意。

1. 眨眼 眨眼是 ENG 检查最为常见的干扰因素,眨眼波通常表现为在水平通道和垂直通道同步记录到的尖波(图 1-15)。

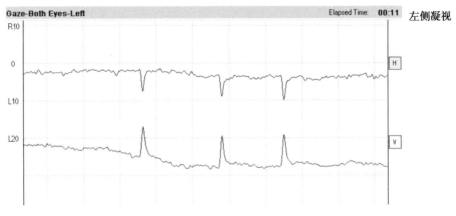

图1-15 左向凝视试验
眨眼波,为水平和垂直通道同时出现的尖波

轻度的眨眼波一般不影响波形辨认,可以继续进行测试(图1-16)。

若眨眼波较大,影响图形辨认(图1-17),最好等待受试者不眨眼时再进行测试。有些病人自控能力较差,无法克制自己,这种情况下,可以继续 ENG 测试,但要注意因为此时记录到的 ENG 图形信噪比差,可能会影响最后的结果分析,必要时要在报告中注明。

如果仅凭眼震电图的结果难以区分眨眼波和上跳性眼震(图1-18),可以借助 Frenzel 眼镜直接观察受试者的眼震情况。

2. 角膜-视网膜电位 一般情况下,角膜-视网膜电位越大,信噪比就越高,图形质量也就越好。正常人角膜-视网膜电位存在个体差异,角膜-视网膜电位大的人,其眼震电图描记的图形常比角膜-视网膜电位小的个体清晰。在排除眨眼干扰的前提下,电极粘贴部位离眼

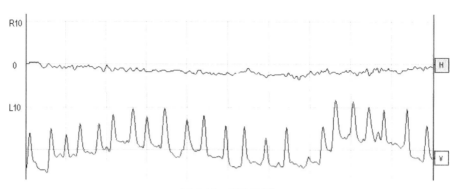

图 1-16 轻度眨眼
垂直方向尖波为眨眼波,水平方向虽有轻度眨眼波干扰,但不影响测试

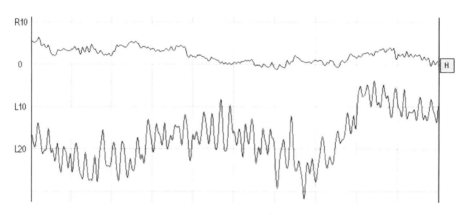

图 1-17 严重眨眼波干扰

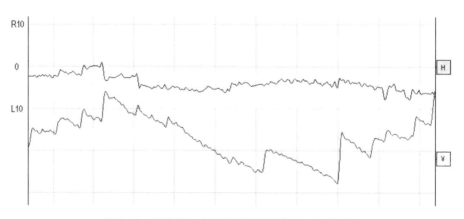

图 1-18 眨眼波和上跳性眼震幅值相当,难以区分

外眦越近,角膜-视网膜电位越大。此外,开、关灯时产生瞬变电流,也会导致角膜-视网膜电位发生改变。

3. 皮肤电阻 眼震电图记录时要求皮肤电阻<40kΩ,最好低于10kΩ。对于皮肤电阻过大的受试者,可以用磨砂膏、75%乙醇预先处理皮肤。电子计算机系统可以自动测量极间电阻(图1-19)。

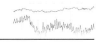

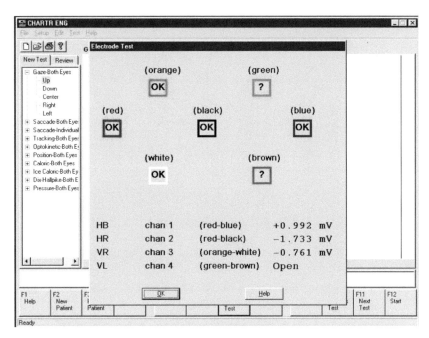

图1-19 极间电阻测量

方框中的"OK"表示电阻值在正常范围,可以进行采样。"?"表示电极没贴好。
下方所示数字即为各通道的 CRP 值,其中通道 4 由于没贴电极,不能形成回路,
显示为"Open"(断路)

4. 电极 电极放置位置不当、电极漂移、电极损坏或接触不良等,均会影响眼震电图记录。

（1）电极放置位置不当:如果电极放置的位置不当,会产生伪迹,影响测试结果。电极放置的位置正确时,无论靶点是水平还是垂直移动,在两个通道上记录到的眼震图形都不会相互干扰。如图 1-20 所示,水平方向的眼动应该只在水平通道能记录到眼震,而垂直通道显示为基线,即无垂直向的眼动。同理,垂直方向的眼震应该只在垂直通道上记录到眼动轨迹,而水平通道显示为基线。

但是,如果本应水平贴放的两个电极实际并没有放置在一水平线上,如图 1-21 所示,当靶点水平移动时,水平通道和垂直通道记录到眼动轨迹同图 1-20,但是当靶点垂直移动时,除了在垂直通道上记录到正常的眼动轨迹外,虽然此时靶点并未有水平方向的移动,但在水平通道亦可记录到眼动轨迹,后者称为交叉干扰(crosstalk)。

同理,如果本应垂直排列的两个电极不在一垂直线上,靶点水平移动时,就会有垂直性眼震伪迹(交叉干扰),但靶点垂直移动时,水平通道和垂直通道的眼动轨迹仍然正常(图 1-22)。

（2）电极漂移:除电极放置位置不当外,伪迹产生的另一个常见原因就是电极漂移(图1-23),这通常是因为电极贴得离眼外眦部位过近或磨砂膏未擦拭干净。

（3）电极接触不良或损坏:电极接触不良时产生类似眨眼波干扰的伪迹(图 1-24)。电极损坏时,呈"断路"状态。

5. 其他信号干扰 因为眼震电图记录到的是生物电信号,所以也易受 50Hz 交流电、瞬变电流、肌电、心电等多种电信号干扰,影响其图形质量。

（1）50Hz 交流电干扰:虽然基线有典型小尖波状的 50Hz 干扰波,但基线尚平稳,不影响波形辨认,可以继续进行测试(图 1-25)。

11

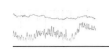
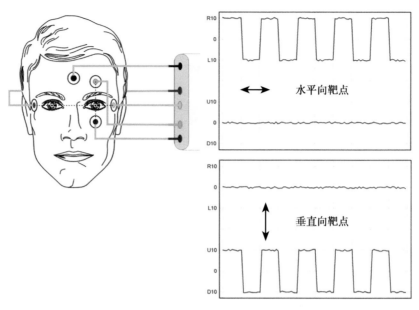

图 1-20　电极正确放置示意图及其眼震图形

左图为电极正确放置的示意图;右上图是靶点水平向左右移动时记录的正常眼动轨迹,右下图所示为靶点垂直向移动时,记录的正常眼动轨迹。可见,电极放置正确时,水平通道和垂直通道的眼动记录应该互不干扰

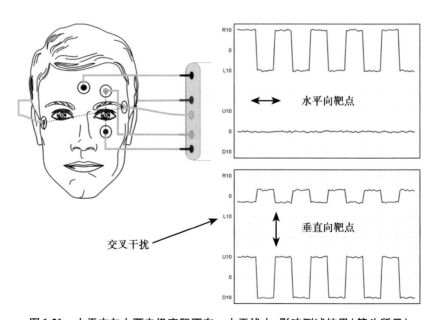

图 1-21　水平方向上两电极实际不在一水平线上,影响测试结果(箭头所示)

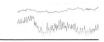

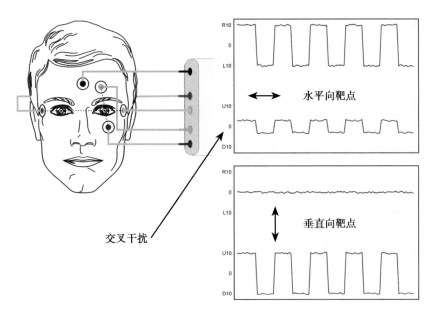

图1-22 垂直方向上两电极实际位置并不垂直,测试结果有伪迹(箭头所示)

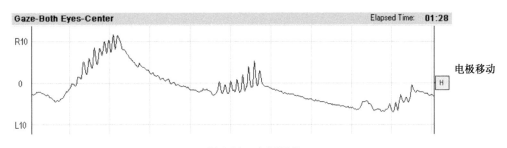

图1-23 电极漂移

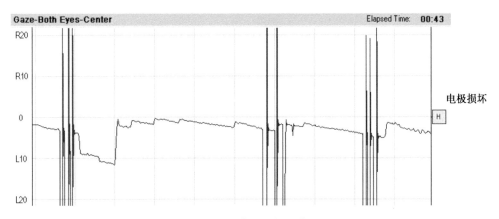

图1-24 电极接触不良

13

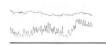

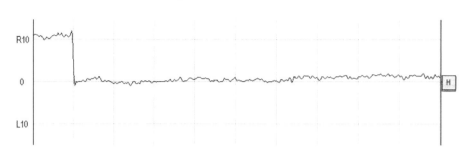

图 1-25 50Hz 交流电干扰

虽有小干扰波,但基线平稳,不影响波形辨认

一旦干扰严重影响信噪比(图 1-26),则需要采取措施降噪后方可继续测试。

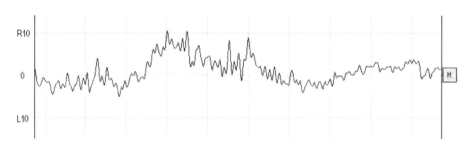

图 1-26 50Hz 交流电干扰

背景噪声过高,无法识别眼震,需降噪后方可进行测试

（2）瞬变电流干扰:瞬变电流干扰产生于开、关灯的瞬间或灯光闪烁时,电压不稳所致(图 1-27)。

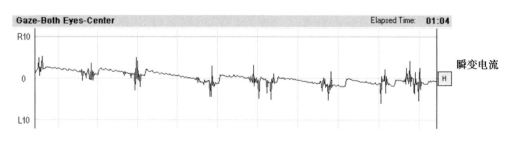

图 1-27 瞬变电流干扰

（3）肌电干扰：常见于受试者紧张、皱眉或做其他面部表情动作时,在眼震波形中混有肌电信号（图 1-28）。

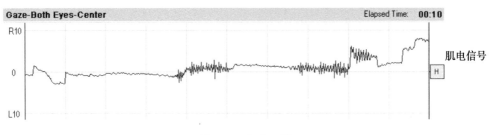

图 1-28　肌电干扰

（4）心电信号干扰：较为少见,表现为在眼震波中夹杂多个心电信号（图 1-29）。

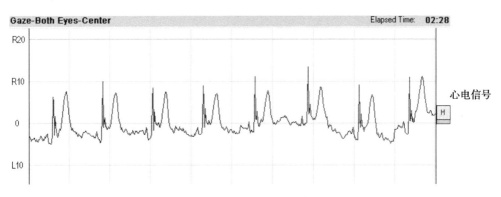

图 1-29　心电信号干扰

第三节　眼震视图基础

眼震电图虽不失为分析眼震的好方法,但难免存在局限之处,例如:①眼震电图是通过角膜-视网膜电位（CRP）间接反映眼动,因此无法记录没有 CRP 改变的眼震（例如旋转性眼震）;②如前所述,眼震电图采集时易受各种电信号干扰;③在生理状态下,随着时间延长,同一个体的 CRP 会发生改变,因此在眼震电图测试过程中需要多次定标,耗费时间;④眼震电图图形的分辨率较低;⑤CRP 存在个体差异。所以,近年来临床上又引入了眼震视图描记法（videonystagmography, VNG）。眼震视图与眼震电图的主要区别在于,前者是通过红外摄像头直接记录眼动轨迹,再将视觉图像传入电子计算机系统,自动分析瞳孔运动轨迹（见图 1-5）。因此,使用眼震视图系统测试眼震,既可以用视频直接记录眼动图像,亦可对其进行定量分析。

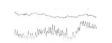

一、眼震视图仪

眼震视图仪主要包括眼动记录系统、前庭刺激器、视觉刺激器及其他辅助设备等部分。眼动记录系统是配有红外线摄像头的视频眼罩(图1-30)。前庭刺激器即冷热灌注器,目前常用的有水灌注器和气灌注器(图1-31)两种。视觉刺激器通常置于受试者正前方1.2m处,与其视线齐平。视觉刺激器可以是条形光靶(图1-32A),也可以是全视野刺激(图1-32B)。眼震电图的前庭刺激器和视觉刺激器同眼震视图。

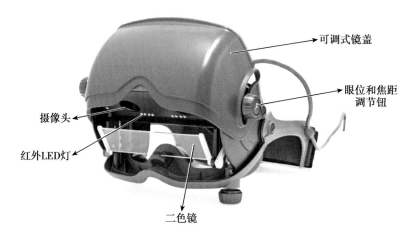

图1-30 视频眼罩

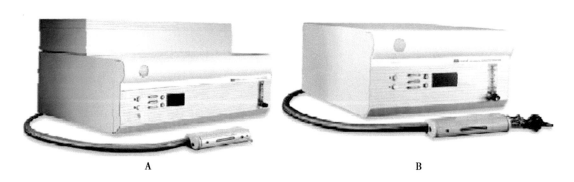

图1-31 前庭刺激器
A. 冷热水灌注器;B. 冷热气灌注器

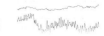

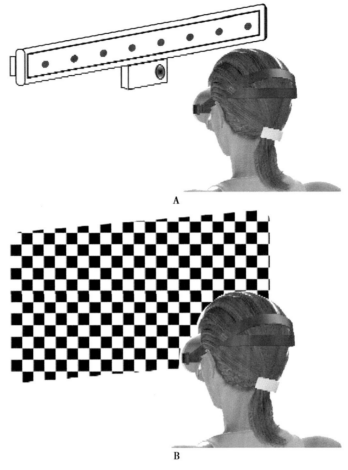

图 1-32　视觉刺激器
A. 条形光靶视觉刺激器；B. 全视野刺激视觉刺激器

二、眼震视图与眼震电图

如前所述,眼震视图和眼震电图最本质的区别在于:眼震视图直接记录眼动;而眼震电图则是通过电极记录 CRP 改变间接测量眼震。本节对两者在图形质量、图形分辨率、记录的眼震类型、测量范围、采样频率、定标、测试时间、局限性等方面,进行了详细比较。

1. 图形质量　眼震视图图形背景噪声小,信噪比较好,较眼震电图清晰。图 1-33 为同一受试者凝视试验 VNG 和 ENG 图形比较。

受试者在凝视试验时有意眨眼、抽动面肌用眼震电图和眼震视图记录的结果是不同的(图 1-34)。其中眨眼和肌动等干扰对眼震视图影响较小,但 VNG 图形较 ENG 清晰,基线也不易漂移。

2. 分辨率　理论上眼震视图分辨率可达到 0.1°,但在实际测量时,眼震视图可测量到的眼震最小幅度为 0.5°。眼震电图的分辨率在理论上可达 1.0°,但实际分辨率为 2°~3°。可见眼震视图的分辨率较眼震电图高,这意味着眼震视图能测得幅度更小的眼震(图

17

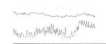
1-35）。

3. 记录的眼震类型　对于水平性眼震和垂直性眼震,眼震视图和眼震电图均能进行记录,但由于眼震电图记录垂直眼震的效果不甚理想,所以实际工作中多选用眼震视图记录垂直性眼震。此外,只有眼震视图能以视频录像的方式记录下旋转性眼震,这是因为旋转性眼震时,眼球仅在原位转动,并未发生上下和左右向的位移,所以其 CRP 没有发生改变,眼震电图也就无法记录,因此 Dix-Hallpike 试验和 Roll 试验的旋转性眼震（BPPV 型眼震）,只有通过眼震视图进行录像,没有配备眼震视图的实验室,可以直接采用裸眼检查法或 Frenzel 眼镜检查法观察 BPPV 型眼震。

4. 测量范围　眼震视图可记录水平方向±30°范围、垂直方向±20°范围的眼动;眼震电图可记录水平方向上±30°范围和垂直方向上45°范围的眼动。所以,眼震电图的测量范围比眼震视图大,而眼震视图无法准确测量终极性眼震(end point nystagmus)。

5. 采样频率　受摄像头限制,眼震视图的采样频率约为60Hz;而眼震电图的采样频率可达到240Hz。因此,快速眼动如扫视试验(saccade test)时,ENG 较 VNG 准确,但实际工作中要综合考虑 ENG 描记图形的背景噪声较大、信噪比不如 VNG 等因素的影响。

6. 定标　眼震视图定标后,只要视频眼罩位置不变,就无需再次定标。而在眼震电图测试时,由于角膜-视网膜电位会随时间而改变,常需要多次定标。所以在定标环节,眼震视图比眼震电图节约时间。

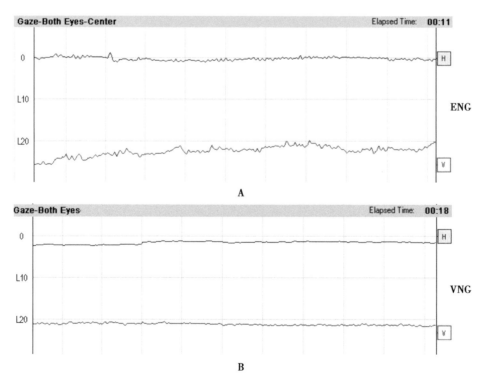

图 1-33　VNG 和 ENG 图形比较

A. 信噪比较为理想的 ENG 图形;B. 普通的 VNG 图形。比较可见 VNG 图形干扰信号少,更为清晰

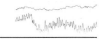

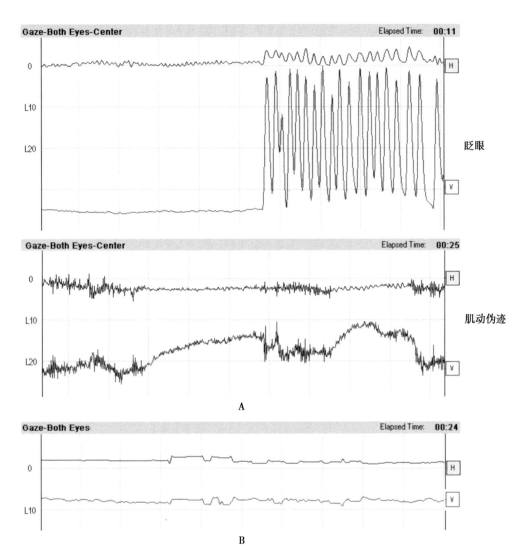

图 1-34　同一受试者在凝视试验时,有意眨眼、面肌抽动时的 ENG 图形
(A)和 VNG 图形(B),VNG 较 ENG 清楚

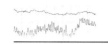

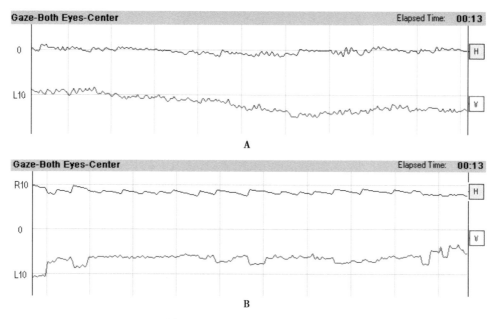

图1-35 同一受试者凝视试验的眼震电图和眼震视图测试结果比较

A 为 ENG 图形,无法区别图中的锯齿波是凝视性眼震还是肌电干扰;B 为 VNG 图形,能清楚地记录到微弱的右跳性眼震。可见 VNG 的分辨率较 ENG 高

7. 准备时间 眼震视图测试完成后,需清理视频眼罩;而眼震电图测试前都需要贴电极,所以在准备阶段,眼震电图和眼震视图在耗时上差别不明显。

8. 病人舒适度 眼震视图测试需佩戴视频眼罩,时间一长,病人会感到眼罩沉重不适,严重者甚至产生幽闭恐惧。相比之下,眼震电图则较为舒适,仅在去除皮肤电极时略感疼痛。

9. 局限性 眼震视图和眼震电图各有不足之处。例如,眼震视图无法检测上睑下垂及有类似症状的患者(图1-36);而眼震电图不能用于角膜-视网膜电位缺失病人,皮肤对电极有过敏反应者也不能用眼震电图检查。

10. 常用术语 眼震视图的"固视消除"特指测试时受试者睁眼,但视频眼罩关闭的测试状态。眼震视图的"固视(with fixation)"等同于眼震电图的"睁眼(eyes open)",眼震视图的"固视消除(without fixation)"等同于眼震电图的"闭眼(eyes closed)"。具体采用哪种术语,取决于采用何种方法进行测试。

本书一律采用上述术语描述受试者的测试状态,为避免混淆,眼震视图的测试也只注明"睁眼""闭眼"。

综上所述,眼震电图和眼震视图各有利弊,建议有条件的检查室最好同时配备眼震电图和眼震视图。

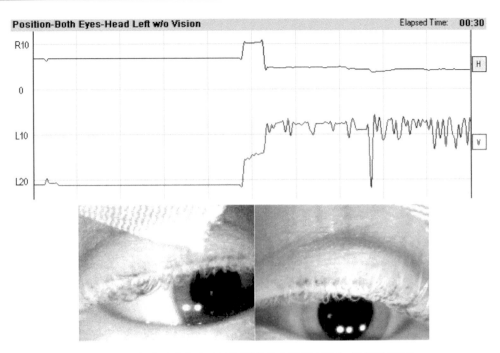

图 1-36　上睑下垂患者,VNG 测试时光标无法聚焦,只能做 ENG

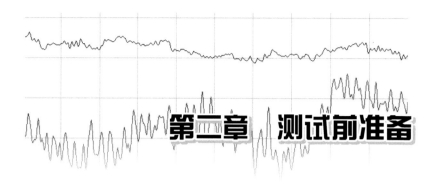

第二章 测试前准备

在眼震电图和眼震视图测试开始前,需要做一些必要的准备工作,主要从检查室和受试者两方面着手进行。

一、检查室选址与布局

检查室要注意远离 X 线或 CT、MRI 等其他大型电磁设备,室内面积大约为 2.5m×3.5m。实验室需设置成避光暗室,通风良好,室温 20～24℃,湿度 20%～80%。除眼震电图和眼震视图设备[眼动记录系统、视觉刺激器、前庭刺激器、耳镜、水杯(水灌注器用)、电极、拭镜纸]外,检查室还应配备检查床或检查椅(可调式)、水槽、脚凳、橱柜、光源等基本设施,具体布局可参照图 2-1。

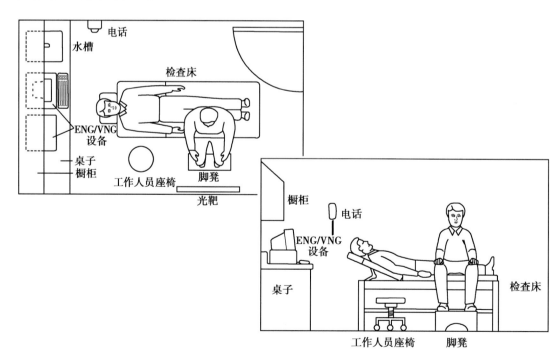

图 2-1 ENG/VNG 实验室布局示意图

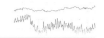

二、受试者准备

1. 测试前准备 受试者在进行 ENG 或 VNG 检测前,要注意以下几点:

(1) 停药:有些药物对 ENG 和 VNG 测试结果有影响,详见本书附录1。例如:镇静剂会在脑干水平抑制前庭反应,干扰冷热试验、位置性眼震的测试结果;前庭毒性药物会永久性影响周围前庭系统结构和功能;服用中枢神经系统作用药物,测试时会出现类似于前庭中枢性病变的表现,如凝视性眼震、扫视异常、平稳跟踪试验异常等等。考虑到上述药物在体内的半衰期约为 24 小时,要求受试者应在测试前 48 小时停用上述药物,以避免药物作用。其他如降压药、心脏病用药、抗癫痫药和糖尿病用药等,无须停用。

(2) 酒精:考虑到酒精在体内的半衰期约为 24 小时,检查前 48 小时应禁止饮酒,避免产生位置性酒精性眼震、终极性眼震。

(3) 眼部无妆,不要画眼睫毛和眼线。

(4) 检查前 2 小时禁食,以免检查时呕吐。

(5) 穿着舒适服装,便于进行 Dix-Hallpike 试验等变换体位的操作。

实际工作中,停药时还应综合考虑以下各方面因素:

(1) 如果受试者长期服用某些治疗慢性病的药物达 6 个月以上,则测试前无须停药。

(2) 如果受试者未遵医嘱停药,且一再坚持进行测试,要在报告中注明本次测试的特殊情况,如受试者饮酒或服用某些镇静剂、前庭抑制剂等;同时向受试者说明,由于测试前未进行必要准备,某些测试结果之间可能会有矛盾,或者无法解释测试结果,必要时需要配合重新测试。

(3) 对于吸烟、喝咖啡和茶,ENG 和 VNG 测试尚无特殊限制。

有下列情况之一者,严禁进行眼震电图和眼震视图测试:

(1) 眩晕的急性发作期。

(2) 颅内压增高。

(3) 脑血管意外急性期。

(4) 严重的心血管系统疾病。

(5) 严重中枢神经系统病变。

(6) 精神病患者、智力障碍。

2. 临床工作者接诊时的注意事项 开始定标操作前,测试者可以利用贴皮肤电极或戴视频眼罩的时间,与病人短暂交流 1~2 分钟,向病人简明扼要地说明检查意义、目的及要求,并询问受试者近 2 天来用药、饮酒的情况,同时要留意获取受试者的以下临床信息:

(1) 循环系统情况:对有心脏病、高血压的患者做好急救准备。

(2) 癫痫:如受试者有癫痫病史,除做好癫痫发作的急救准备外,还应注意患者因为服用抗癫痫药将会对测试结果产生的影响。

(3) 听力损失情况:如果患者有重度听力损失,在进行冷热试验和位置试验时就有可能听不清指令,这时,最好预先告知病人在检查过程中要做心算,并口述结果,使受试者大脑皮层在测试过程中始终保持一定的兴奋觉醒状态。

(4) 耳科手术史:中耳手术的病人在进行冷热试验时,双耳实际接受到的灌注量可能会有所不同,从而影响其测试结果。

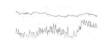

（5）视觉障碍：对于视力严重低下的患者，可能无法准确注视移动的靶点，因此无法正常定标，此时检查者可以分别用手先后捏住患者的双手示指，引导其完成定标操作。此外，有视觉障碍的患者，还应注意其 CRP 是否会受影响。

（6）位置性眩晕：在给患者进行 Dix-Hallpike 试验和 Roll 试验时，要留意患者病史中某些能诱发眩晕的特定体位，必要时可以在标准体位测试完成后，加测这些特殊体位，观察其诱发的眼震情况，从而判断是否有良性阵发性位置性眩晕。

（7）头部外伤史：脑外伤的受试者可能会有异常发现，如外淋巴瘘，可以考虑加做压力（瘘管）试验。

（8）对声音和压力敏感：排除外淋巴瘘和上半规管裂综合征（superior semicircular canal dehiscence syndrome，SSCD）。

（9）儿童和智力发育迟缓的成人：一般来说，5 岁以上的儿童方可配合进行 ENG 和 VNG 测试，如果孩子能配合得很好，年龄也可以适当放宽。成人有智力发育迟缓，配合得好才能进行检查。

三、常规测试步骤

1. 一般准备　检查场地，调整机器，核对受试者，了解病史和听力图，获得必要的临床信息，考虑测试时是否需要增减一些特殊项目。和受试者面谈时，注意避免使用诱导性和威胁性语言。

2. 耳镜检查　检查时重点观察：

（1）耵聍栓塞：如果外耳道有严重耵聍栓塞，会导致灌注时患侧内耳实际受到的刺激强度小于健侧，需要及时清除。

（2）鼓膜穿孔：如有鼓膜穿孔，患侧禁用冷热水灌注，只能用冷热气灌注，而且灌注时只要一有反应即可停止，无须计算（详见第三章）。单侧鼓膜穿孔会导致冷热试验时双耳实际接受的冷热刺激量不等，患耳实际接受的刺激强度高于健侧，影响测试结果。

（3）外耳道形状：注意外耳道弯曲度如何，以此确定灌注器的放置方向和位置。

（4）外耳、中耳解剖异常：例如一侧外耳道较对侧明显狭窄，将造成双耳刺激强度不等，影响冷热试验的结果。

3. 眼动检查　测试前检查者于受试者前方，嘱受试者双眼向正前方注视目标，并跟随目标移动至左、右、上、下各 25°～30° 位置，每个位置停留时间至少 20 秒左右（图 2-2），观察：

（1）受试者眼位能否达到并稳定在上、下、左、右各 30° 的凝视位？

（2）双侧眼动是否共轭？是否有斜视或核间性眼肌麻痹（internuclearophthalmoplegia）等失共轭现象？

斜视是指两眼不能同时注视目标，属眼外肌疾病。斜视患者因为眼位不正，其注视一个物体时，此物体成像于正常眼的视网膜中心凹上，斜视眼的中心凹以外位置（图 2-3）。测试时，只需记录健侧眼动轨迹。

核间性眼肌麻痹为内侧纵束损害引起的特殊临床现象，当患者注视目标时，发生分离的眼球震颤，一侧眼的振幅明显地较另一侧大。当目标向患侧移动时，对侧眼的振幅较大。患者如为右后核间眼肌麻痹，向右注视时双眼正常，向左注视时则右眼内直肌落后，左眼有外展性眼球震颤，反应振幅较大。当双侧核间性麻痹时，目标自患者左侧向右移动，则左眼眼

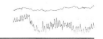

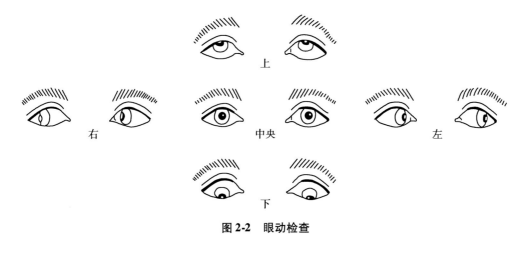

图 2-2 眼动检查

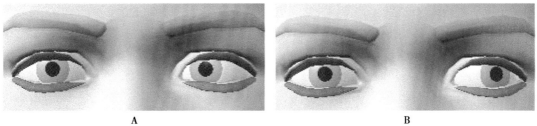

图 2-3 斜视

患者注视正前方时,左眼分别向右(A)、左(B)斜视,即左眼失共轭,记录时以右眼为准

球震颤显著;自右侧向左移动,则右眼眼球震颤显著。核间性眼肌麻痹需要双眼分别进行测试,ENG 电极的放置如图 2-4 所示。

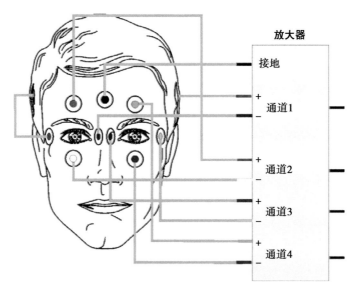

图 2-4 核间性眼肌麻痹 ENG 电极放置

双眼需分别记录水平和垂直通道眼动

（3）是否有凝视性眼震或其他异常眼动？

（4）平稳跟踪试验和扫视试验是否正常？

4. 贴电极（眼震电图）或佩戴视频眼罩（眼震视图） ENG 和 VNG 检查时，这个步骤需要费时 1~2 分钟，检查者可以利用这段时间和受试者进行交流。

贴电极具体操作步骤如下：

（1）用磨砂膏、75% 乙醇轻轻擦拭受试者皮肤，必要时可以用 B 超导电胶降低皮肤电阻。

（2）如果使用的是可重复电极，则需用导电膏。

（3）电极贴好后，轻轻按压 1 分钟左右，使电极贴牢，避免电极移动。

根据受试者眼动情况是否共轭，ENG 测试所需的电极数量和粘贴位置也不相同。共轭性眼震约占临床病例的 99%，测试时只需 2 条通道、5 个电极即可记录双眼水平和垂直方向的眼震情况。通道 1 记录双眼水平方向眼震，其强度为双眼在水平方向的眼动强度之和。通道 2 记录任一单眼（图中为左眼）在垂直方向的眼震（图 2-5）。而非共轭性眼震约占临床病例的 1%，记录较共轭性眼震略为复杂，共需 4 条通道、9 个电极，需分别记录双眼水平和垂直方向的眼震，即通道 1 记录右眼水平方向眼震，通道 2 记录右眼垂直方向眼震，通道 3 记录左眼水平方向眼震，通道 4 记录左眼垂直方向眼震（见图 2-4）。不难理解，采用此法记录的水平方向眼震幅度要小于共轭性眼震。

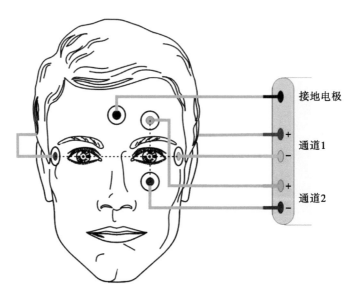

图 2-5 共轭性眼震电极放置

5. 定标 定标（calibration）是指计算测试系统的测量参数和受试者的眼动之间的转换系数。眼震电图依靠 CRP 进行定标，而眼震视图则是依靠瞳孔的中央位置进行定标。

眼震电图测试时，即使是同一受试者，在一次检测过程中，其 CRP 也会改变，所以在测试中需要多次定标。其过程如图 2-6 所示：受试者视线与视靶平齐，双眼距视靶约 1.2m。先行水平方向校准：嘱受试者先注视水平视靶上的光点，光点先居于视靶正中，后在水平方向 10°~15° 范围内来回匀速移动（平稳跟踪）或跳动（扫视）（图 2-7），此时调整记录系统，使

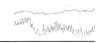

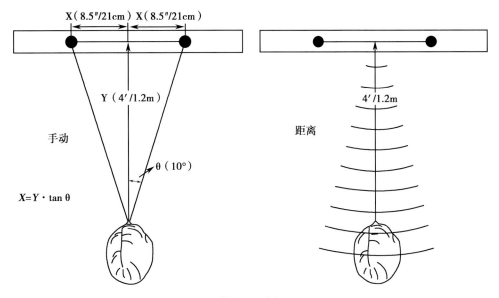

图 2-6 定标

左图示水平向视角为±10°,从中点向左、右各延伸21cm即可;右图示受试者双眼距视靶距离为1.2m

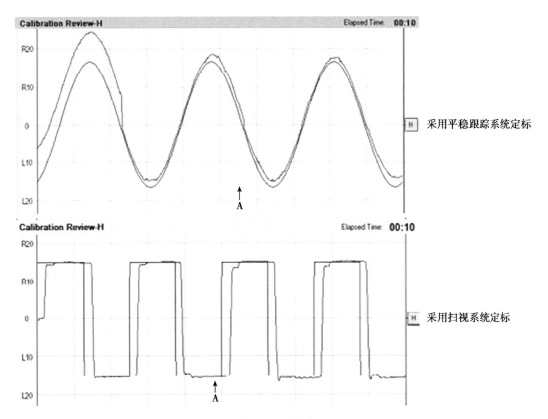

图 2-7 正确定标

黑线代表靶点移动轨迹,蓝线代表眼动轨迹,当两条轨迹基本重合时,以"A"〔接受(accept)〕为标志,表示定标完成眼动与靶点移动速度匹配。有些 VNG 和 ENG 系统校准时,如果受试者跟不上靶点的移动,可以适当降低靶点移动速度。

水平定标完成后,再进行垂直定标。

背景噪声过大、伪迹干扰、病人不配合,会造成定标不准(图 2-8),此时受试者的扫视试验和平稳跟踪试验测试结果也会出现异常。

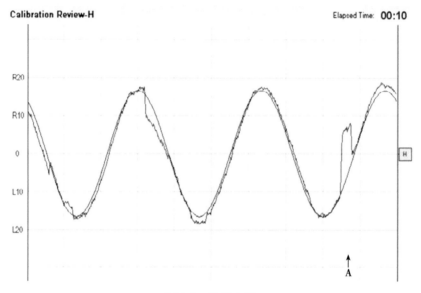

图 2-8　错误定标

定标时,受试者和靶点之间的距离保持在 1.2m 是非常重要的,所以测试时,受试者必须保持图 2-9 所示的坐姿,如果距离过近或过远,如图 2-10 中图和右图所示,常常会造成定标不准,导致测试结果误判为异常位置性眼震,以及冷热试验反应过度或不足。

在眼震电图测试过程中,如果房间亮度改变或受试者位置移动等等情况,都会造成 CRP

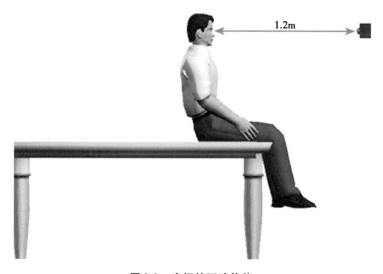

图 2-9　定标的正确体位

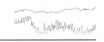

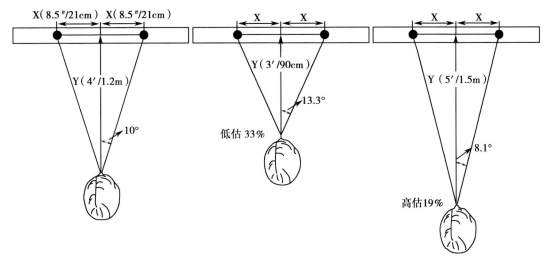

图 2-10 距离对定标的影响

发生改变,所以需要多次定标,方能保证测试结果准确可靠。定标应在视动试验、位置试验、冷热试验开始前进行,此外还要注意避免在冷热试验的四次灌注过程中进行定标,以免因测试条件不同影响测试结果。

值得注意的是,眼震视图测试时只要视频眼罩没有改变位置,就无须重新定标。过程和注意事项同眼震电图。

6. 视频校准　眼震视图测试前,除了定标,还要进行视频校准(video adjustment),其目的是通过调整聚焦、亮度、对比度、摄像头等,得到清晰的瞳孔图像。图 2-11 所示为正确的校准结果,其特点如下:①仅有瞳孔呈现蓝色,且圆周轮廓清晰;②当受试者注视正前方时,光标"+"正好位于瞳孔中央;③当受试者瞳孔向上、下、左、右位移时,光标"+"能跟随瞳孔同

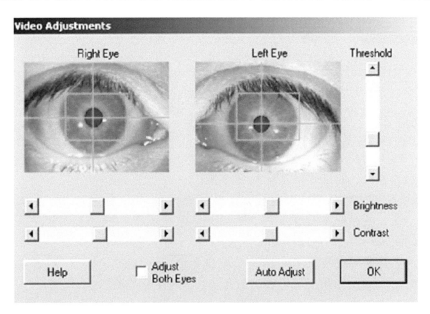

图 2-11 VNG 视频校准

步移动,并且其中心点一直位于瞳孔中央。

(1) 操作步骤:①调整护目镜,即调整摄像头和反光镜位置,使双眼在显示屏居中成像;②调整焦距、亮度、对比度,直至得到清晰的黑白图像;③调整阈值(threshold),直至只有瞳孔完全呈现蓝色,但图中其他任何部分都不显示为蓝色(图2-12);④嘱受试者保持头部不动,眼睛向四周看,确定向所有方向凝视时,瞳孔均能保持蓝色。光标"+"始终能跟随瞳孔同步上、下、左、右转动,并且一直位于瞳孔中央。

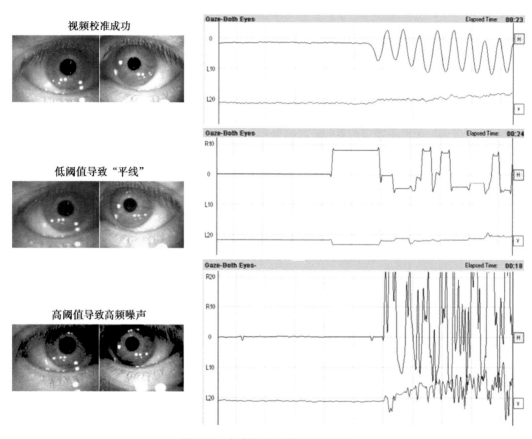

图 2-12 视频校准及其 VNG 图形

上图为正常视频校准及其 VNG 图形,无论瞳孔注视正前方时还是随靶点左右来回移动时,VNG 图形和瞳孔运动轨迹均保持一致。中图和下图为视频校准阈值不准确,致使 VNG 图形和瞳孔运动轨迹不一致,产生伪迹

目前的软件系统已能自动完成第②、③步操作。

(2) 视频校准的意义:视频校准成功与否,直接关乎 VNG 所描记的图形和瞳孔实际运动轨迹的吻合度。视频校准准确,VNG 图形应当和眼动轨迹一致,并且 VNG 图形曲线光滑,背景噪声小,如图 2-12 上图所示。

如果视频校准时阈值偏低,瞳孔未完全呈现蓝色,就会造成光标"+"抖动,VNG 图形有不规则平线,如图 2-12 中图所示,但此时瞳孔实际上并没有移动。

如果视频校准时阈值偏高,瞳孔以外的部位也会呈现蓝色,光标"+"就会在几个蓝色区域之间来回跳动,造成背景噪声过高,如图 2-12 下图所示,注意此时瞳孔实际上也并没有移

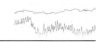

动。可见,视频校准如果不准确,会使 VNG 记录产生伪迹。

7. 图形质量 高质量的眼震电图和眼震视图曲线应是光滑、背景噪声低、信噪比高的(见图 2-12 上图),图形质量常常会受到以下因素干扰:

(1) 伪迹:伪迹会直接影响眼震视图图形,例如受试者上睑下垂(见图 1-36)、眼睫毛过长、眼部画眼线、瞳孔较大等,均会造成系统对瞳孔识别困难。我们可以通过视频校准,调整"阈值"设置,尽可能弥补上述因素对测试的影响,但是,仍有 1% ~ 2% 的病人无法得到质量满意的曲线,此时可以考虑改做眼震电图测试。

(2) 眨眼:眨眼时,眼震电图在垂直通道会记录到特征性的尖波,方向向上,出现频率和眨眼频率一致,如图 2-13 左图所示。但是,眨眼对眼震视图的干扰较 ENG 小,特别是对 VNG 的快相成分影响甚小,而慢相成分则表现为在水平和垂直通道记录到平线(图 2-13 右图),类似于眼球扑动的 VNG 表现。

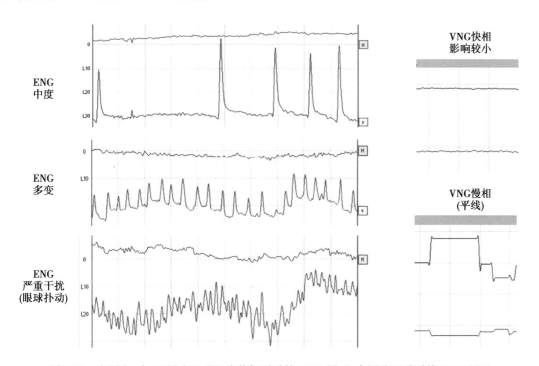

图 2-13 左侧上、中、下图为眨眼程度从轻到重的 ENG 图形,右图为眨眼时的 VNG 图形

(3) 交叉干扰:由于眼震视图眼罩位置偏斜,或眼震电图电极位置偏斜所致,后者指水平向、垂直向电极未能贴放在一水平线或垂直线上(图 2-14A),造成水平和垂直通道记录的图形有干扰,即为交叉干扰(crosstalk)(图 2-14B)。详见第一章第二节"眼震电图基础"之"常见的图形伪迹",以及图 1-20 ~ 图 1-22。

眼震电图记录时,交叉干扰有时会和眨眼因素一起干扰其波形,如图 2-15 所示:受交叉干扰的影响,水平通道会出现伪迹,要注意鉴别。眨眼波的方向随凝视方向变化而改变:向右凝视时,眨眼波向右(图 2-16A);向左凝视时眨眼波方向变为向左(图 2-16B)。同时要注意水平通道、垂直通道同步记录到大小、形状类似的尖波,提示这种尖波应该是眨眼波,而非凝视性眼震。

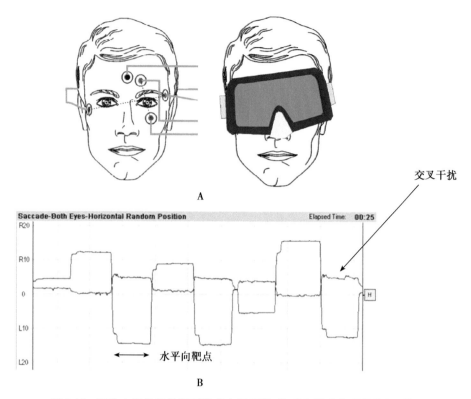

图 2-14　因为电极位置错误而造成交叉干扰,使垂直通道出现误差(红线)

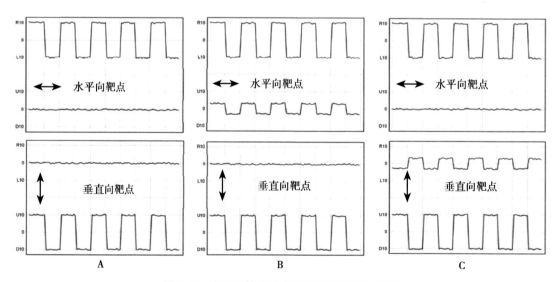

图 2-15　交叉干扰所致水平和垂直通道的伪迹

A:正常情况下,如果靶点水平移动,仅在水平通道上记录到眼动(上图),靶点垂直移动亦然(下图);
B:电极不在一垂直或水平线时,靶点水平移动时,垂直通道出现有眼动伪迹(上图),而靶点垂直移动时的图形正常;C:电极不在一水平线上,靶点垂直移动时,记录到水平向的眼动伪迹(下图)

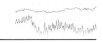

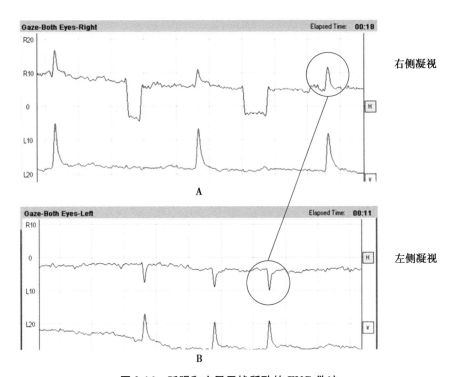

右侧凝视

左侧凝视

图 2-16 眨眼和交叉干扰所致的 ENG 伪迹

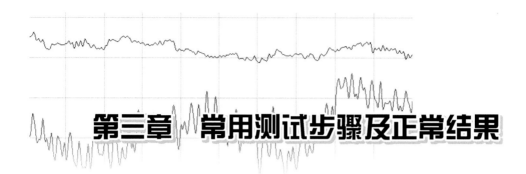

第三章 常用测试步骤及正常结果

第一节 概 述

眩晕是临床常见的平衡障碍,表现为视物旋转、头昏、步态不稳、头重脚轻和定向力障碍等。眩晕发生率(incidence)约为 4%,患病率(prevalence)为 24%,终生患病率为 30%。就年龄而言,在 18 岁到 70 岁年龄段,眩晕的患病率随年龄增长而显著增长。就性别而言,眩晕以女性多发,女:男 = 2.5:1(*Neuhauser and Lempert*,2009)。

国际疾病与相关健康问题统计分类(international statistical classification of diseases and related health problems,ICD)编码列表之《眩晕评估和治疗指南》中指出,眩晕的产生涉及耳、脑、眼、肌肉、关节等多个部位;眩晕病因复杂,有感染、血管因素、心理因素、外伤、代谢性疾病、肿瘤、耳毒性药物、先天性疾病等等(表 3-1)。

表 3-1 眩晕的常见病因分析

	患病率	常 见 病 因
耳源性(最常见)	50%	良性阵发性位置性眩晕(benign paroxysmal positional vertigo,BPPV)、梅尼埃病、前庭神经炎、上半规管裂综合征(superior semicircular canal dehiscence syndrome,SSCD)、外淋巴漏、听神经瘤、耳毒性药物、双侧前庭功能丧失、自身免疫性疾病
神经性(常见)	20%	偏头痛、脑卒中和短暂性脑缺血发作(transient ischemic attack,TIA)、癫痫、神经退行性变、脑供血不足(vascular insufficiencies,VBI)、肿瘤、感染
药物性(少见)	5%	心律失常、低血压、低血糖、糖尿病、甲状腺功能减退、维生素缺乏、血液病、贫血
心理性(少见)	10%	慢性主观性眩晕、焦虑、恐慌症、躯体化障碍(somatization disorder)
其他或病因不明(少见)	15%	外伤、颈椎病、老年性多器官功能衰退、先天性、诈病、药物作用

(引自 Hain. Approach to the vertigo patient. Practical Neurology,2002)

眼震电图和眼震视图是前庭系统的功能性检查,必须结合病史、体检和其他检查结果,才能对前庭功能进行全面、综合评估。眼震电图和眼震视图的临床应用价值主要体现在以

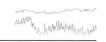

下方面：

（1）支持诊断：①定性、定量评估单侧或双侧前庭功能损伤；②确诊 BPPV；③检测出易被疏忽的中枢性病变。

（2）判断是否需要进行进一步的检查，如 MRI。

（3）听神经瘤切除术、人工耳蜗植入术等手术的术前评估。

（4）对眩晕特别是耳源性眩晕进行定位诊断。

眼震电图和眼震视图的常规测试包括一组测试项目：扫视试验（saccade test）、平稳跟踪试验（tracking test）、视动试验（optokinetic（OPK）test）、凝视试验（gaze test）、位置试验（positional test）、变位试验（Dix-Hallpike 试验和 Roll 试验）、冷热试验（caloric test）、冰水试验（ice water test）、压力（瘘管）试验（pressure or fistula test）等等。这些测试通过测试评估视动系统和视前庭系统功能，从而反映周围性和中枢性前庭系统功能（图 3-1）。

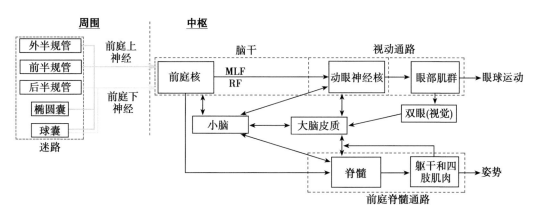

图 3-1　视动系统、视前庭功能示意图

评估时，可以将上述各项测试分为四组，进行综合分析：

（1）睁眼进行的扫视试验、平稳跟踪试验、视动试验：本组测试主要反映视动功能（oculomotor function），见图 3-2 红色标记部分所示。

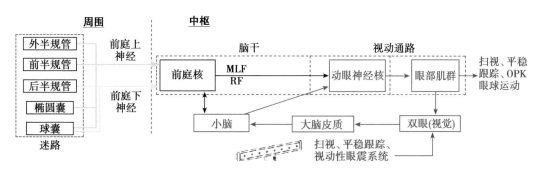

图 3-2　VNG/ENG 测试视眼动系统示意图

（2）睁眼和闭眼时进行的凝视试验、静态位置试验、自发性眼震试验：主要测试凝视稳定系统（gaze stabilization）功能，见图 3-3 红色标记部分所示。

（3）冷热试验：测试周围性前庭系统，见图 3-4 红色标记部分所示。

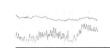

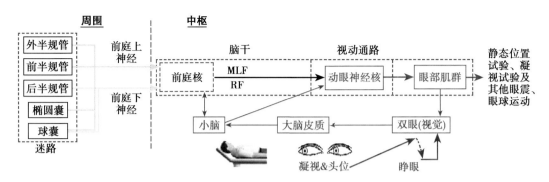

图 3-3　VNG/ENG 测试凝视稳定系统示意图

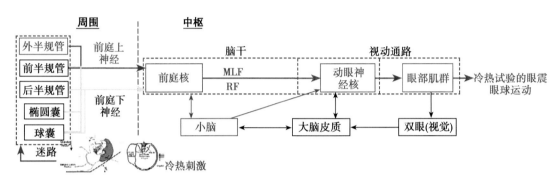

图 3-4　VNG/ENG 测试周围性前庭系统示意图

（4）特异性检查:变位试验是 BPPV 的特异性检查(图 3-5 红色标记部分),压力(瘘管)试验是外淋巴瘘的特异性检查。

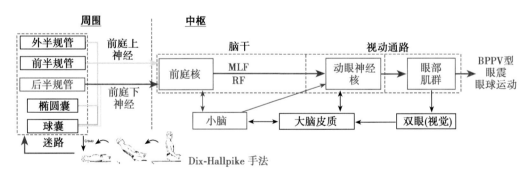

图 3-5　Dix-Hallpike 示意图

眼动控制系统的生理基础是前庭-眼反射(vestibular-ocular reflex),整个反射通路由周围前庭系统、中枢前庭系统、中枢神经系统、眼外肌等部分组成(图 3-6)。其中,周围前庭系统包括迷路(labyrinth)和听神经,两者共同为中枢前庭系统提供信息,后者主要组成部分是前庭核,其功能是将周围性前庭系统的信息传递给中枢神经系统。中枢神经系统由视动通路(oculomotor pathway)组成,对上述信息进行分析处理,再将信息下达至眼外肌,控制眼球运动。眼外肌包括眼外直肌、眼内直肌、眼上直肌、眼下直肌、眼上斜肌和眼下斜肌六条肌肉,由动眼神经、滑车神经和展神经支配,分别控制眼球在各方向的运动。眼内直肌、眼外直肌

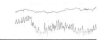

控制水平方向的眼动,眼上直肌、眼下直肌控制垂直方向和旋转性眼动,眼上斜肌、眼下斜肌控制旋转和垂直方向眼动。

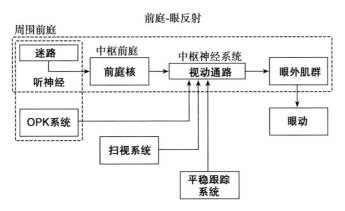

图 3-6　前庭-眼反射通路示意图

上述系统各有其生理功能:前庭系统的功能是在头部自然运动过程中,保持物体在视网膜成像,而且在头部运动频率呈中、高频时,前庭系统作用发挥得最好。视动系统(optokinetic system,OPK)的功能是在头部持续低频运动过程中,保持物体在视网膜清晰成像。视跟踪系统可以维持持续运动的物体在黄斑中心凹成像。扫视系统可以让一个新出现的物体快速成像于黄斑中心凹。此外,在眼震的快相期,扫视系统还可以帮助眼球快速回位。

综上所述,前庭系统、OPK 系统、视跟踪系统作用于慢速眼动,扫视系统作用于快速眼动。从另一个方面理解,前庭系统、OPK 系统的作用是被动的,而视跟踪和扫视系统的作用是主动的。

第二节　常规测试项目

一、扫视试验

(一)目的

扫视试验又称视辨距不良试验(ocular dysmetria test),用于测试在视野中有物体突然出现时,受试者能否将其在黄斑部位迅速、准确地成像,主要评估视动系统快速跟踪目标的能力。测试时,受试者注视来回随机跳动的靶点,正常情况下,当视线由一个注视目标快速移至下一个靶点时,眼球也会随之迅速准确地跟随至新的眼位。如果眼肌运动障碍或中枢性病变,会影响眼球的快速跟踪能力,扫视试验就表现为异常扫视波。

(二)方法

受试者取坐位,头部固定于正中位,双眼距视靶约 1.2m,嘱其注视靶,眼睛跟随靶点,同时记录其眼动轨迹。每次测试至少需持续 1 分钟,以便收集到足够数据进行分析。测试在水平和垂直方向均可进行,靶点跳动出现的速度为 350°/s ~ 600°/s,幅度和方向都是随机的,要求受试者不要预估靶点的运动轨迹,同时避免头部位置移动。如果扫视试验记录到异常眼动,且持续存在,需要重复测试。

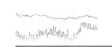

（三）参数及正常结果判断

扫视试验的正常表现是眼动迅速、准确,眼动轨迹和靶点移动轨迹一致(图3-7);此外,结果中偶有过冲(hypermetria,overshoot)(图3-7上方红色箭头所指)、欠冲(hypometria,overshoot)(图3-7下方红色箭头所指);或者快到靶点之前眼动速度略有下降,亦可视为正常。对于欠冲和过冲,主要根据其出现是否有重复性和持续性来判断是异常还是伪迹:如果持续存在且可重复为扫视异常,反之则为伪迹。图3-7中三个红色箭头所指为欠冲和过冲,但不是持续存在于每一个扫视波,据此可判断为伪迹。

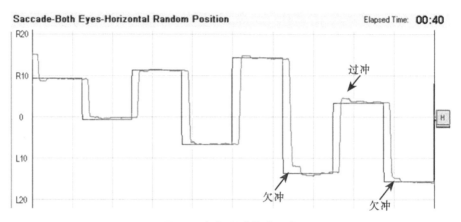

图3-7　扫视眼动轨迹正常

采样结束后,系统自动分析受试者眼动轨迹和靶点轨迹的吻合程度,通过以下三个参数定量评估扫视系统的功能:准确度、峰速度和潜伏期。如三个指标均在正常范围内,扫视试验即为正常(图3-8)。

结果分析前,可先删除明显由于采样误差所致的、离散度较大的记录点(图3-9);疑有校准误差的,需要重新进行校准(calibration)操作后,再分析结果。

准确度是指受试者的眼动轨迹和靶点移动轨迹两者之间的一致程度,计算时以实际眼动幅度与靶点移动幅度的百分比表示,正常为70%~115%,低于70%为欠冲,高于115%为过冲。

峰速度指眼球从一个靶点移动到下一个靶点的最大速度,单位为°/s。正常值范围见图3-8右上图所示,峰速度和眼动幅度有关,眼动幅度越大(即眼球位置越靠近两侧),峰速度就越高。

潜伏期是从靶点出现到眼动开始之间的时间,单位为毫秒(ms),扫视实验的潜伏期通常不超过250毫秒。如果测试时患者预估靶点移动的位置,会使潜伏期缩短,远远小于200毫秒,可能为患者预估靶点位移的扫视波,明显是采样误差(见图3-9)。

（四）伪迹判断

伪迹会干扰结果分析,因此在判读结果时,首先需要排除伪迹干扰。一般来说,扫视试验的伪迹产生原因主要有:①受试者注意力分散(图3-10);②合并凝视性眼震(图3-11)或眨眼(图3-12),眨眼波与扑动的鉴别要点在于眨眼波一般在水平和垂直方向上同时出现;③受试者头部位置移动(图3-13);④增益过大(图3-14)或过小(图3-15),等等。

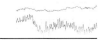

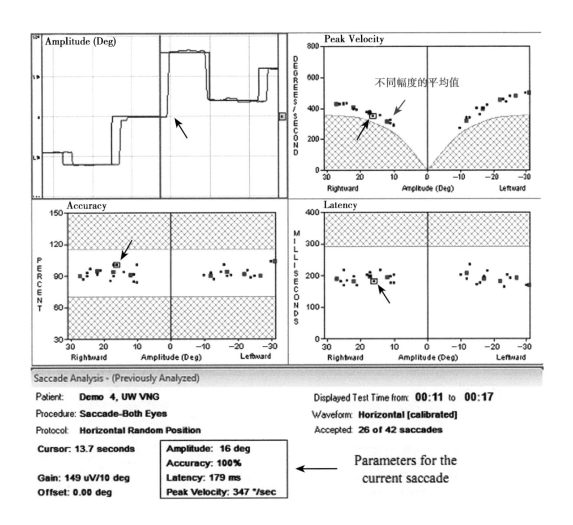

图 3-8　扫视试验正常结果

灰色网格标记区域为异常值,红点为同一角度下采集的黑点幅度的均值。箭头所示为左上图绿色标记扫视波的三个参数——峰速度、准确度、潜伏期,均正常

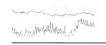

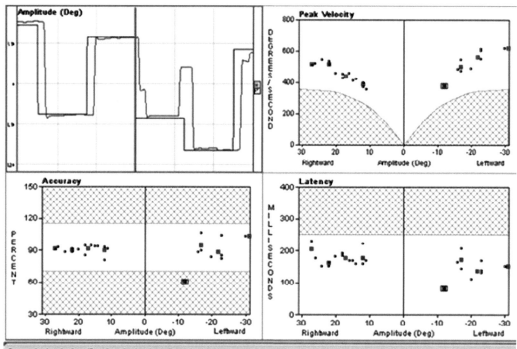

图3-9 扫视试验

黑框标记点潜伏期只有79毫秒,明显低于其他各波,可能为受试者预估靶点位移所致,删除后再进行数据分析

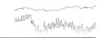

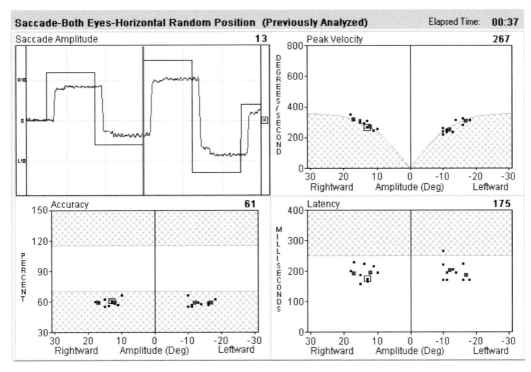

图 3-10 扫视试验:注意力分散

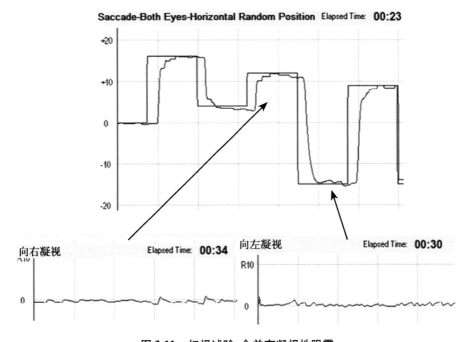

图 3-11 扫视试验:合并有凝视性眼震

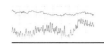

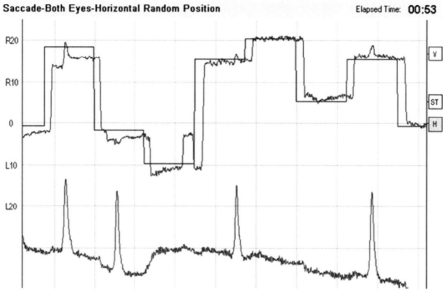

图 3-12 扫视试验:眨眼

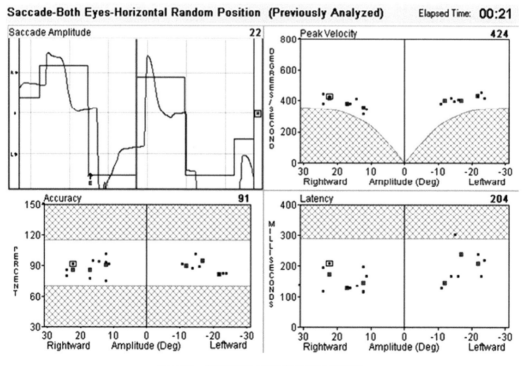

图 3-13 扫视试验:受试者头部位置移动

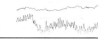

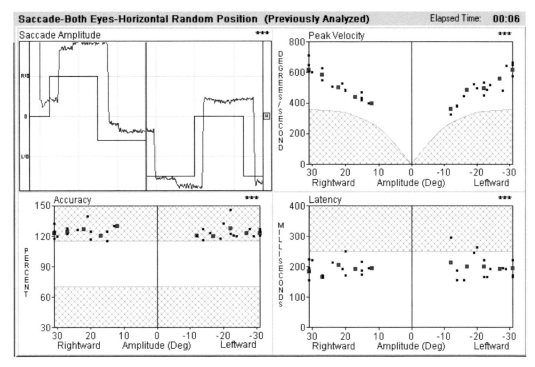

图3-14　扫视试验:增益过大

双向眼动最大幅度均大于靶点移动的最大幅度,准确度>115%,但峰速度、潜伏期均正常,需重新校准

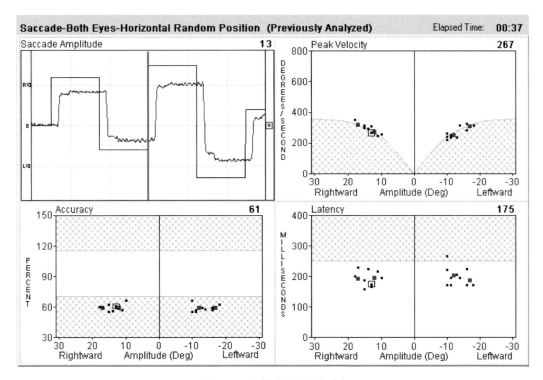

图3-15　扫视试验:增益过小

双向眼动最大幅度均小于靶点移动的最大幅度,准确度<70%,但潜伏期均正常,峰速度值临界,需重新校准

43

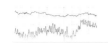

二、平稳跟踪试验

平稳跟踪试验又称视跟踪试验,主要测试对慢速持续移动的物体,在黄斑部位准确成像的能力,从而评估视跟踪系统神经传导通路(smooth pursuit pathways)的功能。

(一)目的

双眼追视视野中连续移动的物体,称为视跟踪,而检测这种视功能的试验就称为平稳跟踪试验或视跟踪试验,又称为平稳跟随试验(smooth pursuit test)。

(二)方法

受试者头部固定于正中位,视线追视正前方的视靶,靶点通常在水平方向上以正弦波(峰-峰幅度为30°,频率为0.2～0.7Hz)或三角波的形式来回摆动,速度由慢至快,用眼震电图或眼震视图描记眼动轨迹,记录时间至少是两个完整周期。记录时要求受试者配合,并避免头动。

(三)分析参数和正常结果

平稳跟踪试验的分析参数是"速度增益",即眼动和靶点移动的峰速度之比。由系统自动计算,不同频率对应的增益不同,如有必要,可以调整增益(校准)或是去除某些明显记录错误的周期后再重作分析。

平稳跟踪试验正常值如图3-16所示:①眼动轨迹和靶点移动轨迹相吻合且光滑平稳;②各频率的增益值均在正常范围;③偶有扫视波亦可视为正常。

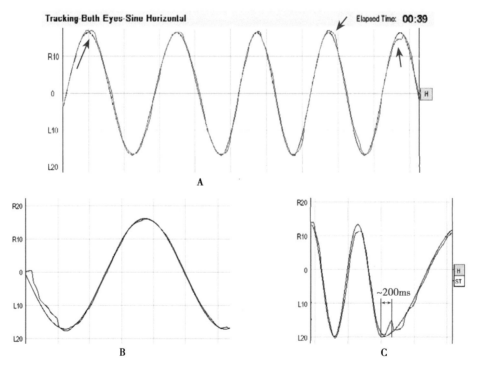

图3-16 平稳跟踪试验正常(黑线为靶点移动,蓝线为眼动)

A. 在幅度最大处两者吻合度略差;B. 两者吻合度很好,且眼动曲线光滑;C. 靶点快速移动时,有扫视波出现,潜伏期不超过200ms,结果仍可视为正常

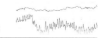

临床上视跟踪试验记录到的眼动曲线可分为四型：

Ⅰ型：正常型，为光滑正弦曲线（图3-17A）。

Ⅱ型：正常型，为光滑正弦曲线上附加少量阶梯状扫视波（图3-17B）。

Ⅲ型：异常型，曲线不光滑，呈阶梯状，为多个扫视波叠加于跟踪曲线之上所致（图3-17C）。

Ⅳ型：异常型，曲线波形完全紊乱。

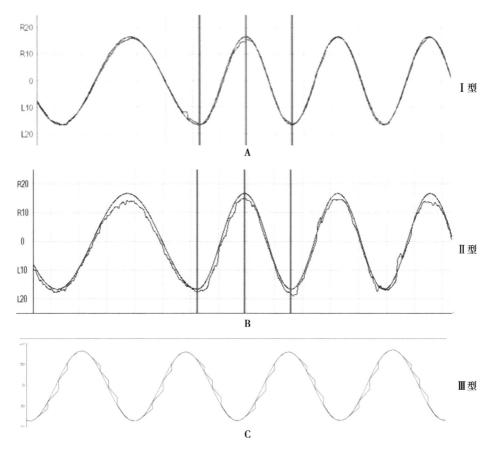

图3-17 平稳跟踪试验：Ⅰ~Ⅲ型曲线

（四）伪迹判断

平稳跟踪试验伪迹产生主要有年龄、校准和受试者预估靶点移动三种原因。

1. 年龄 老年人跟踪快速移动目标的能力较弱，当靶点移动频率较高时，其眼动轨迹和靶点轨迹吻合度较移动频率低时略差，属于生理性而非病理性改变。分析时，观察靶点低频移动时的跟踪是否正常即可（图3-18）。

2. 校准 如图3-19所示低频、高频时眼动轨迹和靶点移动均不吻合，提示增益过低，需要再次校准。

3. 预估靶点移动 同扫视试验一样，如果受试者预估靶点移动轨迹，其眼动轨迹一般会先于靶点移动轨迹，见图3-20右图；而真性异常时，眼动应该落后于靶点移动，见图3-20左图。故此，测试中要反复提醒受试者"只需追视靶点移动即可"。图3-21所示为预估靶点移动产生的平稳跟踪试验伪迹。

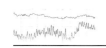
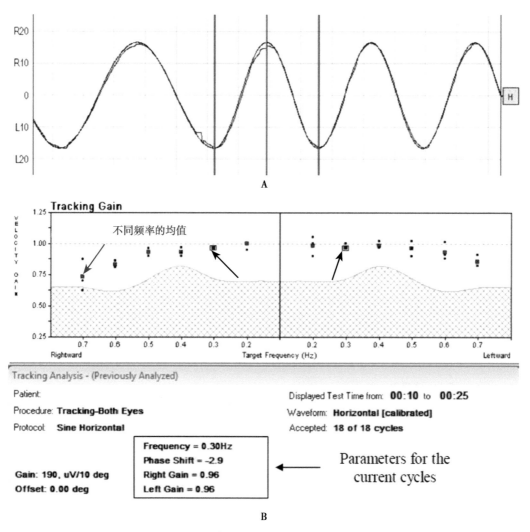

图 3-18 年龄对平稳跟踪试验的影响

0.2Hz、0.3Hz 时速度增益正常,0.7Hz 时有个别点落在异常区域

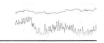

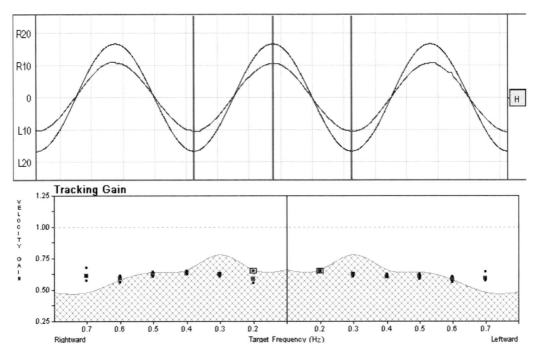

图 3-19 平稳跟踪试验:即使在低频段,眼动轨迹也和靶点移动轨迹不一致,提示增益过低

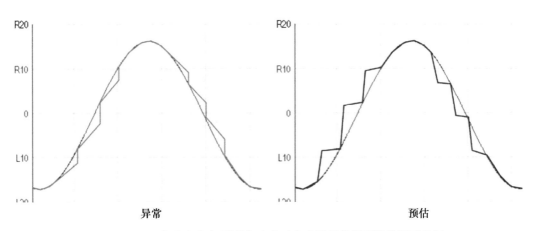

异常 预估

图 3-20 平稳跟踪试验:预估靶点移动和真性异常视跟踪的图形差别
黑线为靶点移动轨迹,蓝线为异常跟踪眼动,落后于靶点移动;红线为预估伪迹,眼动早于靶点移动

47

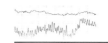

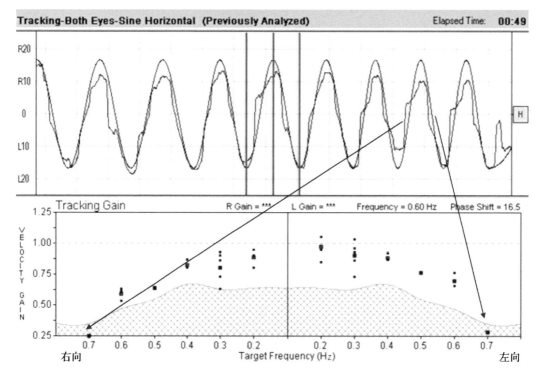

图 3-21　平稳跟踪试验:规律性的靶点移动方式被受试者预估,因此曲线中
眼动轨迹在靶点移动轨迹之前,据此判断 0.7Hz 处的异常为伪迹

三、视动试验

当成串靶点连续向某一方向做快速移动时,其将在视网膜周边部位成像,为了使靶点重新在黄斑成像,眼球会反射性地向移动的相反方向反跳,形成眼震。这种快慢交替、双侧对称且与物体移动方向相反的眼震,即为视动性眼震(optokinetic nystagmus),而检测这种视功能的试验就称为视动性眼震(optokinetic test,OPK)试验。

(一) 方法

受试者坐位,头部固定,正视前方水平视靶,靶点为成串、连续移动的光点,速度为 20°/s 或 40°/s,也可以是匀加速、匀减速运动的黑白格(图 1-32)。测试时,可以要求受试者追视其中任意一个靶点,从视靶的一端一直移动到另一端记录;也可以要求其只盯住视靶中点,默数经过此点的靶点数目,在两个相反方向上,分别记录 3~5 个完整的眼震波即可。要求受试者测试时头部避免移动,同时需要受试者高度配合。

(二) 正常参数和结果

OPK 结果判断的参数有眼震方向、幅度和双向眼震幅度是否对称等等。

1. OPK 眼震方向　正常人均可引出水平性视动性眼震,其方向与靶点运动方向相反,例如:如果靶点向右连续移动,引出快相向左的左跳性 OPK;反之,如果靶点向左连续移动,则引出的 OPK 眼震方向向右。如果眼震方向发生逆反,为异常表现,通常提示前庭中枢性病变。

2. 眼震幅度、双向振幅的对称性和平稳跟踪试验不同,OPK 的正常值与年龄无关,分析

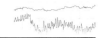

结果时,在每个方向上找到 3 个连续的、有代表性的 OPK 波形,取其 SPV 的平均值,可采用以下公式($SPV_{眼震}/V_{靶点}$)×100% 进行结果判断:平均 $SPV_{眼震}/V_{靶点}$>75% ,双向对称,即为正常(图 3-22)。OPK 中偶有散在大幅或小幅眼震亦为正常。

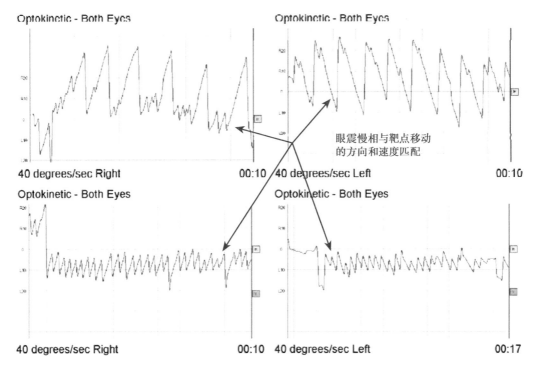

图 3-22 上图为盯住靶点从一端移动到另一端记录的 **OPK** 波形;下图为盯住中心点记录的 **OPK** 波形。两者尽管幅度不同,但斜率相同,**SPA** 均为 **35°/s** 左、右向 $SPV_{眼震}/V_{靶点}$ **=35/40=87.5%**。所以测试时,只要给出最容易被受试者接受的指令即可

如果受试者有自发性眼震,OPK 会有双向不对称。

（三） 平稳跟踪试验和视动试验的关系

平稳跟踪试验和视动试验的结果有一致性,那么两者的中枢传导通路是相同的吗? 怎样理解两者的一致性呢?

1. 中枢传导通路 首先,OPK 来源于视网膜对刺激信号的反应,所以刺激方式为全视野刺激(full-field visual stimulation),是一种反射性的反应。平稳跟踪试验来源于黄斑对刺激信号的反应,刺激方式为点刺激,是一种自发的反应。因此,如果测试时刺激信号是光靶上的某个光点,平稳跟踪试验和 OPK 的神经传导通路是相同的。但是,由于全视野刺激时,视网膜和黄斑都会受到刺激,所以此时得到的 OPK 反应实际是两条路径的共同反应,要想去除黄斑反应,可以考虑加做眼震后视动测试(optokinetic after-nystagmus test)。

2. 试验结果能否一个正常而另一个异常 理论上讲,平稳跟踪试验和 OPK 测试的是两条不同的神经传导通路,所以其结果完全可以是不一致的。但实际上,如果测试时采用的是点刺激模式,不考虑年龄因素对平稳跟踪试验的干扰,且测试参数一样,则两者的结果应互相匹配,即如果受试者平稳跟踪试验的结果是正常的,那么其 OPK 结果也应该正常,反之亦然。

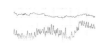
（四） 伪迹判断

同扫视试验一样,平稳跟踪试验和视动试验结果也会受到伪迹干扰,伪迹产生原因主要有以下几点:①受试者注意力不集中,没有注视目标,产生间歇性 OPK;②增益过大或过小;③叠加凝视性眼震;④头部位置移动;⑤平稳跟踪试验和 OPK 结果不一致等。

1. 间歇性 OPK　通常由于受试者没有在靶点一开始移动时,就立即按照指令进行跟踪所致(图 3-23)。

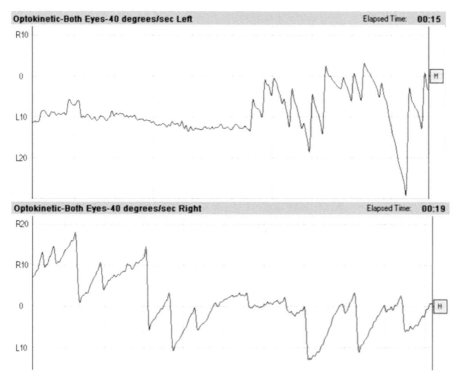

图 3-23　间歇性 OPK:上图示左向 OPK 试验开始后 5 秒受试者才开始跟踪,造成前 5 秒未能记录到 OPK

2. 叠加凝视性眼震　平稳跟踪试验在靶点移动到两端时,可能会有生理性眼震(图 3-24)。如果受试者本来存在病理性凝视性眼震,凝视性眼震波叠加在平稳跟踪曲线上,呈阶梯状(图 3-25),类似于Ⅲ型跟踪曲线,鉴别要点是分析其凝视试验结果。

3. 自发性眼震　强烈的自发性眼震(方向朝向眼震快相侧)时,平稳跟踪试验结果会造成速度增益介于正常和异常的交界,即为临界值,为干扰所致,不是真性异常(图 3-26)。

4. 头部位置移动　头动和眼动同时产生,由于头部的参与,眼动幅度会大大缩小(图 3-27)。

5. 平稳跟踪试验和 OPK 结果不一致　建议考虑是否有误差,必要时重新测试(图 3-28)。

6. 平稳跟踪试验无结果　由于各种原因,有时无法记录到有效的平稳跟踪曲线和 OPK 图形(图 3-29),可以在报告中注明:无法测试。

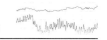

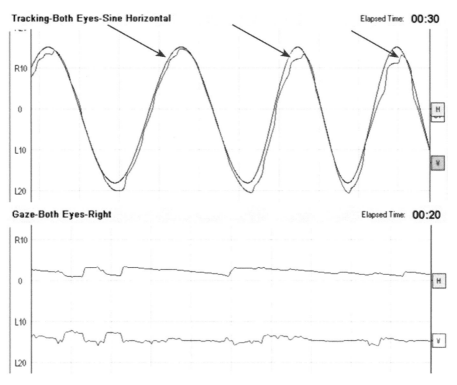

图 3-24　叠加凝视性眼震

右向眼动与靶点移动轨迹不吻合,凝视试验记录到右向凝视性眼震,但凝视波
SPV<6°/s,对视跟踪结果干扰不大

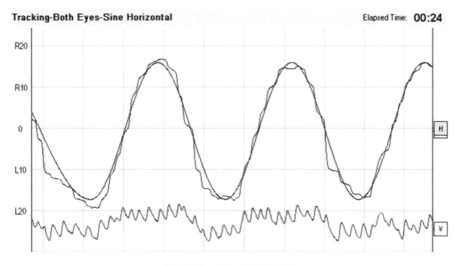

图 3-25　叠加凝视性眼震

凝视性眼震较多,对视跟踪结果干扰大

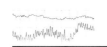

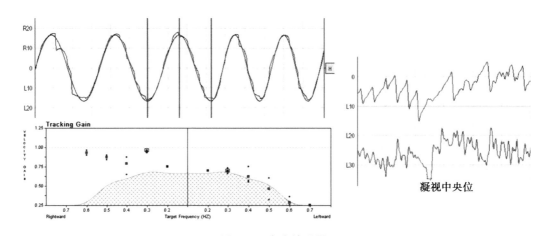

图 3-26 自发性眼震

右图所示为左跳性自发性眼震,造成左向平稳跟踪试验结果为临界值(左图)

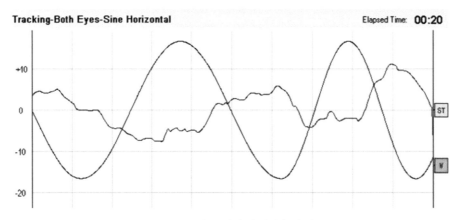

图 3-27 平稳跟踪试验时头部移动

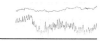

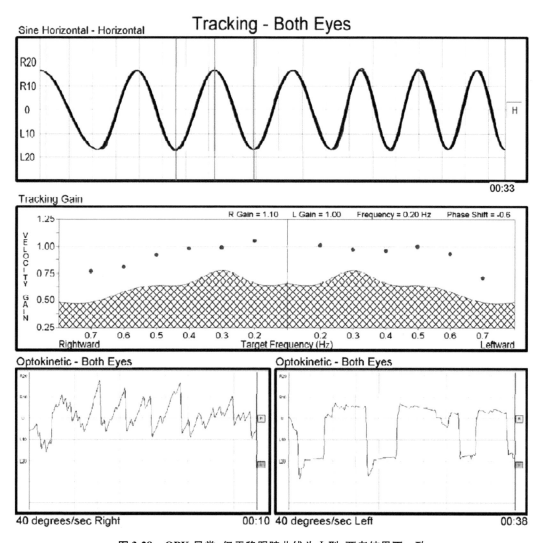

图 3-28 OPK 异常,但平稳跟踪曲线为Ⅰ型,两者结果不一致

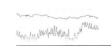

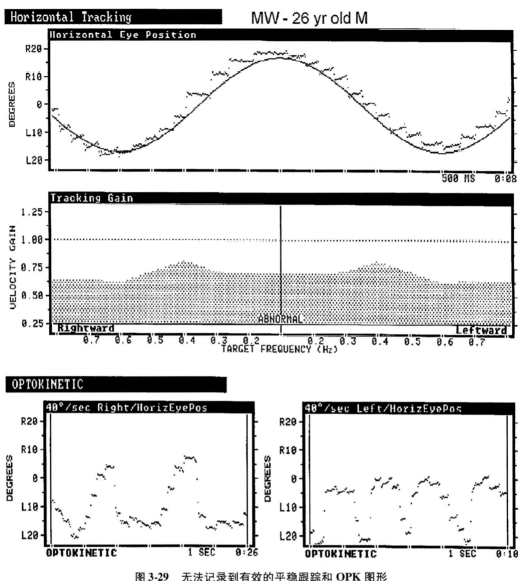

图 3-29　无法记录到有效的平稳跟踪和 OPK 图形

四、凝视试验

(一) 目的

凝视试验主要测试在不同条件下眼位维持系统的功能,通常将靶点置于眼球的非中央位,如上、下、左、右,观察受试者注视靶点时,其眼位是否能保持稳定。如果凝视系统功能障碍,眼球位置偏离中心位时,就会导致眼位无法稳定,出现凝视性眼震。

凝视试验和自发性眼震试验的区别在于:前者由视觉刺激(不同眼位)诱发;后者由视觉或非视觉刺激诱发,不刺激前庭。凝视试验和静态位置试验的区别在于,后者与头部位置有关。

凝视性眼震快相的方向与眼球偏移方向一致,其强度随偏转角度增大而加强。如果记录到凝视性眼震,那么在眼震电图和眼震视图的一系列其他测试中,只要其试验条件和凝视试验相同,凝视性眼震就会出现。比如:睁眼时的凝视眼震,同样可以在视动性眼震试验中记录到;闭眼、仰卧位时记录到的凝视性眼震,也同样可以在冷热试验中出现。所以从某种意义上讲,眼震图测试组中有些试验可以看成是某种特定条件下的凝视试验。

睁眼时测得凝视性眼震,往往提示中枢性前庭病变,但需要排除终极性眼震和强度较大的周围性眼震干扰。

(二)方法

由于凝视试验、自发性眼震试验、静态位置试验都是测试不同条件下的凝视系统功能,所以在方法上有相同之处:

(1)凝视试验:受试者分别注视上、下、左、右各 25°~30°位置的靶点,每个位置至少注视 20 秒以上,睁眼和闭眼时分别测试,记录眼动情况,特别注意观察有无微弱的眼震。任何眼位一旦发现眼震或其他异常,都需要重复测试。凝视试验的检查结果应该和裸眼检查结果一致。

(2)自发性眼震试验:受试者目视正前方,在睁眼和闭眼时分别记录受试者的眼动,每种状态下至少持续 20 秒以上。注意闭眼测试时,受试者必须保持清醒。

(3)静态位置试验:不同头位下(至少坐位、仰卧位、右耳向下、左耳向下 4 个位置),在睁眼和闭眼时,分别记录受试者的眼动,每种状态下记录 20 秒以上(图 3-30)。闭眼测试时,受试者同样要保持清醒,具体测试步骤详见本节"五、静态位置试验"。

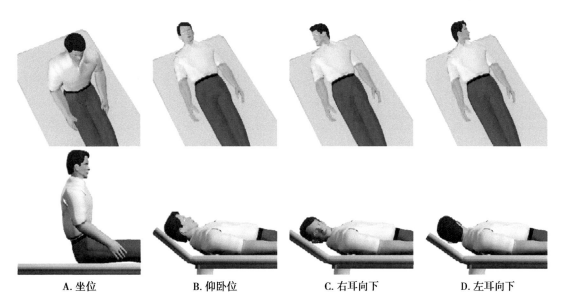

A. 坐位　　　　　B. 仰卧位　　　　　C. 右耳向下　　　　　D. 左耳向下

图 3-30　静态位置试验体位示意图:坐位、仰卧位、右耳向下、左耳向下

当左、右耳向下的体位出现眼震,注意要相应地调整身体的位置,即随之转动 90°,如图 3-31 所示,排除颈性因素的干扰。颈性眼震在转动身体后,会消失或改变性质。

考虑到实际操作时的简便性,测试凝视系统功能时,推荐采用以下操作程序:

(1)睁眼凝视试验:眼球分别注视右、左、上、下、正中位,记录眼动;

(2)闭眼静态位置试验:图 3-30 所示不同头位下记录眼动(VNG 测试时把眼罩放下即

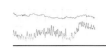

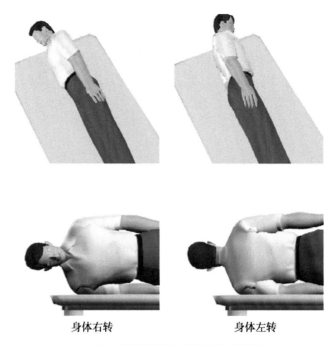

身体右转　　　　　　　　　　身体左转

图 3-31　颈性眼震的判断体位示意图

可）；

（3）无须专门进行自发性眼震试验，因为步骤（1）中的中央位睁眼凝视、步骤（2）中的坐位闭眼测试完全可以提供自发性眼震试验的信息。

（三）参数及正常结果判断

凝视试验的正常值是睁眼时任何眼位都无凝视性眼震（图 3-32）；闭眼时无眼震，或仅有强度较小的眼震（SPV<6°/s），表示为凝视试验（－）。

静态位置试验的正常结果是任何头位均无位置性眼震，如图 3-33，详见本节"五、静态位

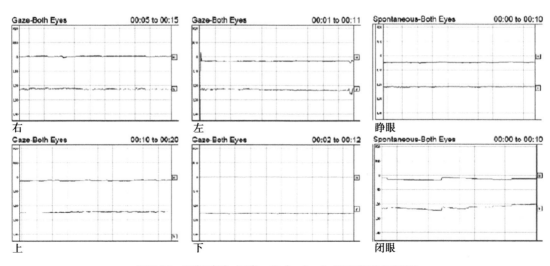

右　　　　　　　　　　　　　　左　　　　　　　　　　　　睁眼

上　　　　　　　　　　　　　　下　　　　　　　　　　　　闭眼

图 3-32　凝视试验：正常。向右、左、上、下凝视均无眼震

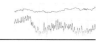

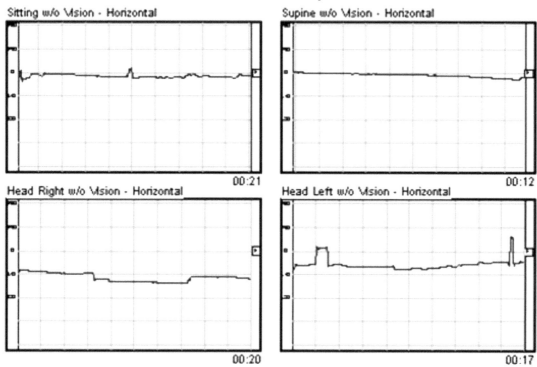

图 3-33　静态位置试验：正常

置试验"。

　　自发性眼震试验的正常结果是无自发性眼震。

　　凝视试验时,在所谓的"极度凝视位",即靶点偏离中心超过 40°,有时可以记录到微弱的眼震,属生理性、终极性眼震。如图 3-34 所示,其主要特点为:①出现于极度凝视位;②通常强度不大,SPV<6°/s;③对称性较好;④多见于老年人;⑤饮酒后明显。

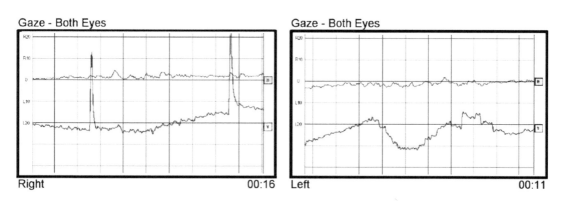

图 3-34　终极性眼震

　　睁眼测试时,受试者向右凝视时记录到右跳性眼震;向左凝视时,出现左跳性眼震,其SPV<6°/s,为生理性眼震

（四）伪迹判断

凝视试验结果产生伪迹的原因主要有两个:注意力分散和眨眼。当受试者注意力没有集中注视靶点时,可在水平和垂直通道单独或同时出现方波(图3-35上图)。而眨眼会导致静眼时在水平和垂直导联同时出现尖波(图3-35下图)。

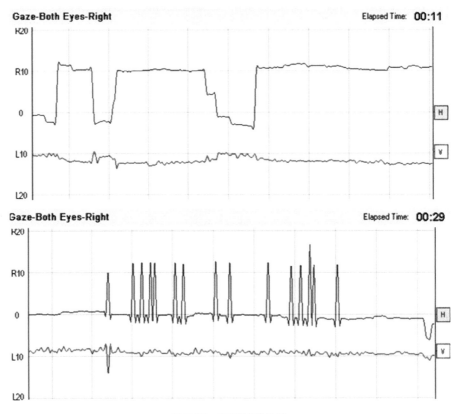

图3-35 凝视试验伪迹
上图为受试者没有注视靶点;下图为眨眼波

五、静态位置试验

（一）目的

静态位置试验(position test)又称静态位置性眼震试验,主要检测受试者头部处于不同位置时,是否能够诱发眼震,这种由某种特定头位所引起的眼震,就称为位置性眼震(positional nystagmus),是前庭功能紊乱的重要表现之一,见于多种周围性和中枢性前庭病变,所以静态位置试验虽然不能定位,但通常可用于支持诊断。

（二）方法

如图3-30所示,静态位置试验检查时,主要采取如下体位:①坐位;②仰卧位;③仰卧位,头向右转,右耳向下;④仰卧位,头向左转,左耳向下。每次变换位置时均应缓慢进行,在每一头位至少记录30秒。若在仰卧位头向左、右扭转时诱发出位置性眼震,则需将头部和躯干同时转动,加做侧卧位静态位置试验,以排除颈性因素对测试结果的影响。

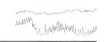

和凝视试验相同,静态位置试验也需要分别在睁眼和闭眼状态下测试,测试时要求受试者双眼直视正前方,同时操作者注意尽量避免迅速变换头位。

静态位置试验测试步骤如下:

1. 闭眼测试

(1)受试者取坐位(见图3-30A),记录眼动30秒→体位变换至仰卧位(见图3-30B),记录30秒。

(2)受试者头部向右转→体位变换至仰卧、右耳向下位(见图3-30C),记录30秒。

(3)受试者取仰卧位,鼻尖向上→头部向左转,体位变换至仰卧、左耳向下位(见图3-30D),记录30秒→还原到坐位。

注意:仰卧位时头部要保持上抬30°。

2. 睁眼,重复上述步骤。

3. 若在仰卧位头向左、右扭转时诱发出位置性眼震,则需同方向转动躯干,以排除颈性因素对测试结果的影响。

（三）参数及正常结果判断

正常情况下,在任何头位,无论是睁眼还是闭眼测试,应均无位置性眼震(见图3-33)。仅在闭眼时出现轻度眼震,但其 SPV<6°/s(ENG)或者<4°/s(VNG),亦可视为正常(图3-36)。

静态位置试验如果诱发出位置性眼震,则需要进一步明确其方向、类型、强度(SPV)、潜伏期和持续时间,以及在睁眼和闭眼时眼震有无改变。

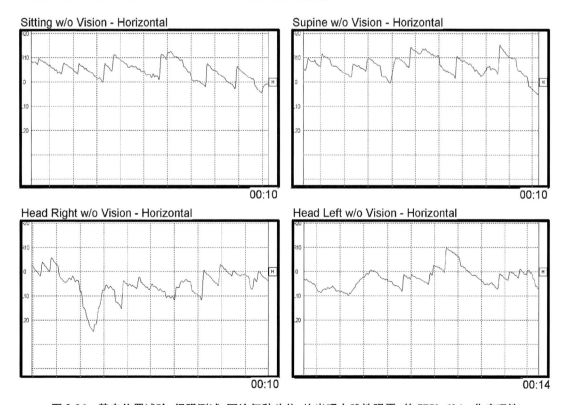

图3-36 静态位置试验:闭眼测试,不论何种头位,均出现右跳性眼震,其 **SPV<6°/s**,非病理性

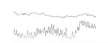
（四）伪迹判断

静态位置试验伪迹产生主要有以下原因：①生理性自发性眼震（图 3-37）；②眨眼（图 3-38）；③受试者注意力不集中（图 3-39）；④方波急跳性眼震（square wave jerk nystagmus）（图 3-40）。

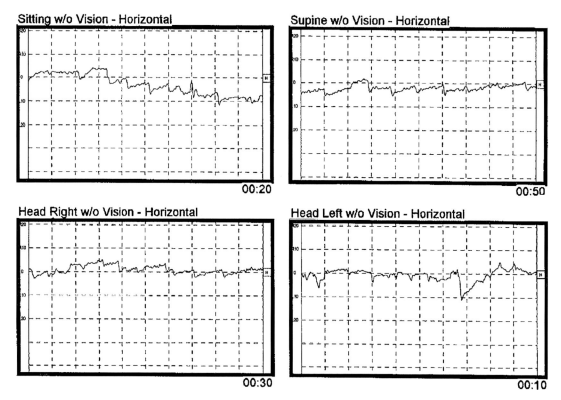

图 3-37　生理性自发性眼震
四个头位均记录到眼震，强度低于阈值（VNG 为 6°/s，ENG 为 4°/s）

六、动态位置试验

动态位置试验（dynamic position test）又称变位性眼震试验，主要用于检测受试者在头位迅速改变过程中或其后短时间内出现的眼震，即是否存在变位性眼震（positioning nystagmus）。变位性眼震与位置性眼震的主要区别在于：前者是在头位变换过程中，由于重力作用而产生的眼震；而后者是由于头部处于某一特定位置所产生的眼震。

动态位置试验常用 Dix-Hallpike 试验和滚转试验（roll test）两种方法，是诊断良性阵发性位置性眩晕（benign paroxysmal positional vertigo，BPPV）的特异性试验。其中，Dix-Hallpike 试验主要用于诊断后半规管型 BPPV 或前半规管型 BPPV；滚转试验主要用于诊断外半规管型 BPPV。

（一）测试方法及原理

1. 测试方法

（1）Dix-Hallpike 试验　疑有后、前半规管型 BPPV 的患者，有两种方法进行 Dix-Hallpike

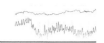

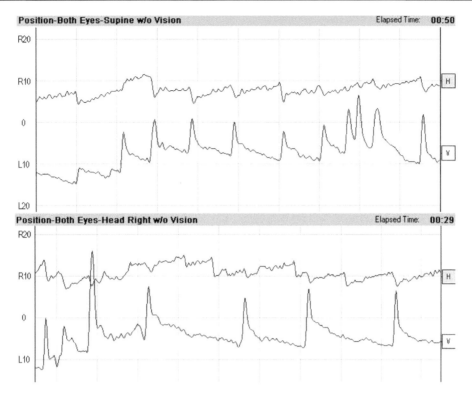

图 3-38 静态位置试验受眨眼波干扰,在水平和垂直方向同时出现尖波

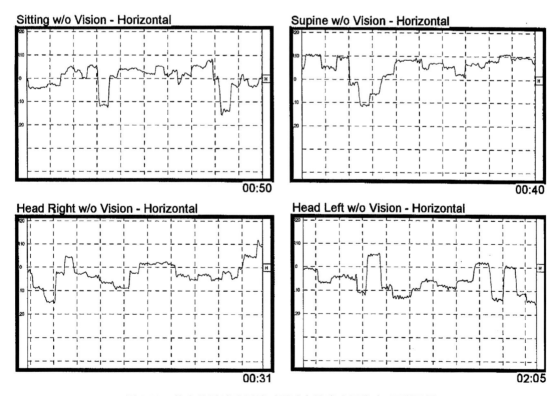

图 3-39 静态位置试验测试时受试者注意力不集中,环顾四周

61

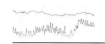

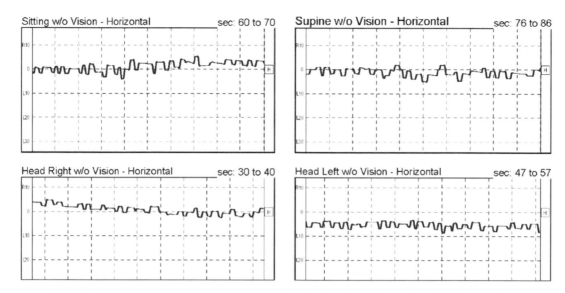

图3-40　方波急跳性眼震:是否异常视引出条件而定,如果方波出现于睁眼测试时,为正常;反之,闭眼时出现为异常

试验:仰卧位 Dix-Hallpike 试验和侧卧位 Dix-Hallpike 试验。

1)仰卧位 Dix-Hallpike 试验:受试者取坐位,双眼平视正前方。检查者立于受试者之后,开始测试前,先向受试者简要说明操作步骤,提醒受试者在测试过程中可能会诱发出一过性眩晕。

检查者双手扶持受试者头部,水平向右偏转45°(图3-41A),迅速平卧(图3-41B),呈头悬垂位,下垂约与水平面呈30°(图3-41C),观察有无诱发出旋转性眼震,再恢复到坐位。每次变位应在3秒内完成,每次变位后观察眼震和眩晕20秒以上。注意有无诱发出 BPPV 特

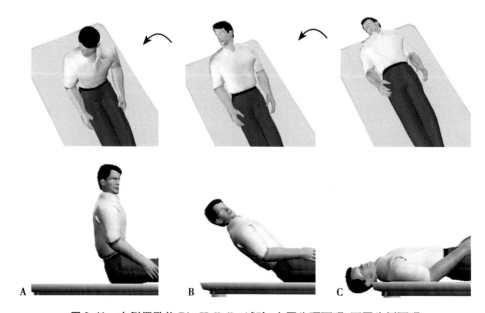

图3-41　右侧仰卧位 Dix-Hallpike 试验:上图为顶面观,下图为侧面观

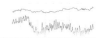

征性的旋转性眼震,如有眼震,应保持该体位持续观察,直至眼震消失,再变换至下一体位进行测试。在重复测试时,原有的眼震可能不再被诱发出来或强度减弱,这是因为 BPPV 具有"疲劳性"。

以同法观察受试者头向左侧偏转 45°时是否诱发出旋转性眼震。注意该测试体位也可使前半规管处于悬垂的位置,因此前半规管型 BPPV 也可由此试验诱发出眩晕和眼震。

2）侧卧位 Dix-Hallpike 试验:患者坐于检查床上,头向左侧水平旋转 45°（图 3-42A）,然后快速向对侧侧卧后,头向下侧屈约 30°（图 3-42B、C）,在观察眼震和眩晕后,再使患者恢复到坐位,观察有无旋转性眼震和眩晕感。以同法检查头位转向右侧时的表现。其他注意事项同仰卧位 Dix-Hallpike 试验。

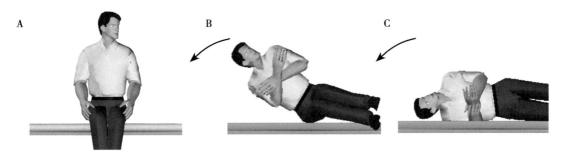

图 3-42　侧卧位 Dix-Hallpike 试验

（2）滚转试验（roll test）当疑为外半规管型 BPPV,或 Dix-Hallpike 试验又发出的眼震呈水平性,需要进行该试验,以排除外半规管型 BPPV。

滚转试验测试体位和操作步骤如图 3-43 所示:

1）开始测试前,先向受试者简要说明操作步骤,提醒受试者测试过程中可能会有一过性眩晕。

2）患者取仰卧位,头前倾 30°（图 3-43A）,有些检查室也采用全仰卧位。

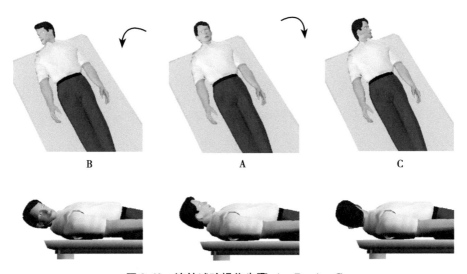

图 3-43　滚转试验操作步骤:A→B→A→C

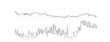

3）头向右侧快速转动,保持头位 1 分钟,观察是否有眼震和眩晕(图 3-43B)。

4）眼震停止后,缓慢恢复头正中位(图 3-43A)。

5）头向左侧快速转动,保持头位 1 分钟,观察是否有眼震和眩晕(图 3-43C)。

6）如有眼震,需重复测试,观察眼震和眩晕是否减弱或消退——判断是否有"疲劳性"。

2. 测试原理

（1）后半规管型 BPPV:图 3-41 示,受试者先取坐位,头部向右旋转45°后快速躺下,至头部悬垂与水平面呈30°,此时浮动于右后半规管长臂内的耳石颗粒受重力作用,随头位变化向低位移动,引起长臂中内淋巴液向离壶腹方向运动,嵴顶也随之发生离壶腹方向偏移（图 3-44）,从而产生上跳右向旋转性眼震(图 3-45)和眩晕。而当受试者恢复到坐位时,也会出现眼震和眩晕,但程度较轻,眼震方向则相反,为下跳左向旋转性眼震。

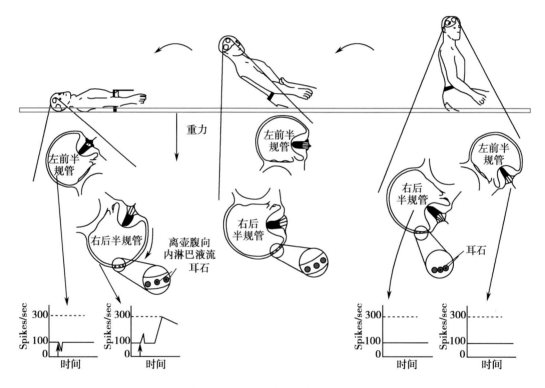

图 3-44 右 Dix-Hallpike 试验测试右后半规管结石症

上述过程可以解释 BPPV 的几个临床特征:①延迟性:耳石需要时间集聚,才能推动壶腹嵴偏移,所以 BPPV 反应会有延迟;②暂时性:由于重力作用,耳石会聚集在半规管的最底部,最终停止移动;③疲劳性:耳石沿半规管扩散开后,后面产生的反应不如前一次强烈;④恢复到坐位时反应方向相反,是由于后半规管的抑制所致。

（2）前半规管型 BPPV:同侧前半规管和对侧后半规管在一个测试平面,例如左前半规管型 BPPV 的测试体位同样可用于测试右后半规管型 BPPV。图 3-46 所示,从坐位至半卧位,位于左前半规管壶腹处的耳石颗粒产生向壶腹嵴方向的移动,引起左前半规管长臂中内

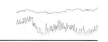

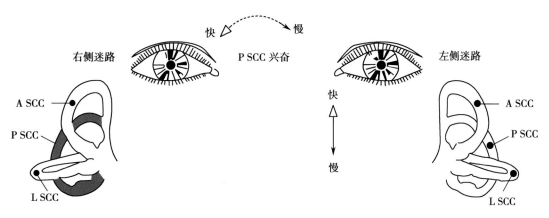

图 3-45　后半规管型 BPPV 患者行偏向患侧的 Dix-Hallpike 试验,刺激后半规管产生上跳性旋转性眼震,旋转方向偏向低侧耳

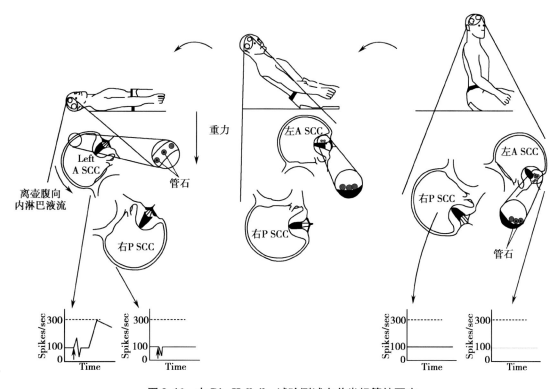

图 3-46　右 Dix-Hallpike 试验测试左前半规管结石症

淋巴液向壶腹方向运动,嵴顶也随之发生向壶腹方向轻度偏移。从半卧位至卧位,由于重力作用,位于左前半规管壶腹嵴处的耳石颗粒偏离壶腹嵴,进入半规管长臂,引起长臂中内淋巴液产生离壶腹方向运动,嵴顶也随之发生离壶腹嵴方向的偏移,从而产生下跳左向旋转性眼震和眩晕。当恢复坐位时亦会出现眼震和眩晕,但程度较轻,眼震方向相反,为上跳右向旋转性眼震。

　　可见,前半规管型 BPPV,偏向健侧的 Dix-Hallpike 试验刺激对侧前半规管,产生下跳性旋转性眼震,旋转方向朝高位耳侧。此外,由于解剖的关系,前半规管型 BPPV 有自限性(嵴

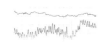

顶结石症除外)。

(3) 外半规管型 BPPV:图 3-47 上图为管石症示意图,仰卧位时耳石颗粒黏附于右侧外半规管处,当头向右转时,由于重力的作用,使漂浮于外半规管的耳石颗粒产生离壶腹方向偏移,从而引起向地性眼震,向患侧(此处为右侧)增强。图 3-47 下图为嵴石症示意图,耳石颗粒黏附于右侧外半规管处壶腹嵴,当头转向左侧时,由于重力的作用,使黏附于嵴顶的耳石颗粒产生向壶腹方向运动,带动嵴顶发生向壶腹方向偏移,从而引起离地性眼震,向健侧(此处为左侧)增强。

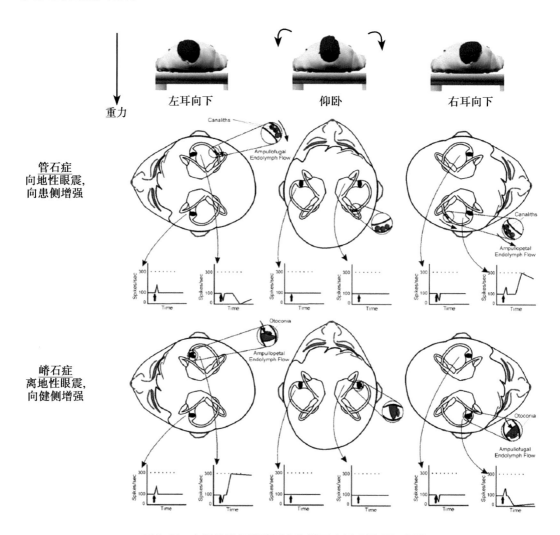

图 3-47　右侧外半规管管石症和嵴石症测试原理示意图

受试者如有以下情况,应避免进行动态位置试验:①有严重的颈部和背部疾病;②动脉血供异常;③活动性心脏病;④头面部整形和活动受限,无法配合。

(二) 参数及正常结果判断

正常人 Dix-Hallpike 试验和滚转试验时,任何体位均不能诱发出旋转性眼震。如观察到旋转性眼震,需要进一步分析:①眼震的方向、类型、强度(SPV)、潜伏期、持续时间和疲劳

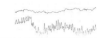

性;②眼震与眩晕的潜伏期、持续时间和强度是否一致;③仰卧头偏位与恢复坐位时,Dix-Hallpike 试验的眼震方向、强度和眩晕程度有无变化;④头位改变时,滚转试验的眼震方向、强度和眩晕程度有无变化。

(三) 伪迹判断

BPPV 型眼震的鉴别诊断主要有以下几种:①非短暂性眼震和短暂性眼震相鉴别:跟观察时间有关;②旋转性眼震和单纯的水平或垂直性眼震相鉴别;③极度眩晕所致的其他眼球运动:极度眩晕产生的眼震如果无旋转性、快慢相,则一般为眼性因素所致。这些情况会干扰测试者对旋转性眼震的判断,分析时需结合临床实际加以排除。

七、双耳变温冷热试验

广义的冷热试验包含多种测试,本书介绍的是双耳变温冷热试验(alternate binaural bithermal caloric test)、微量冰水试验和前倾位冰水试验,前者较为常用,后文中"冷热试验"特指"双耳变温冷热试验"。

(一) 目的

双耳变温冷热试验又称 Fitzgerald-Hallpike 冷热试验(Fitzgerald-Hallpike caloric test),主要用于评估单侧迷路功能。在眼震电图和眼震视图的众多测试中,冷热试验需时最长,也较为复杂,但不可或缺,是评估单侧周围性前庭功能的重要指标。

冷热试验通过向外耳道灌注冷、热水或冷、热气,分别刺激双侧外半规管,诱发兴奋性或抑制性的前庭反应,分析在各种刺激条件下双侧眼震参数,主要是慢相角速度(SPV),来分别评估左、右侧外半规管的功能。

冷热试验的前提条件是左、右耳实际接受冷、热刺激的强度相等。测试时,双耳的刺激强度取决于多种因素,包括可控因素和不可控因素。其中可控因素有温度、灌注量、持续时间、受试者的警觉状态和外耳道耵聍;不可控因素有受试者外耳解剖变异、体温、鼓膜穿孔等。需要明确的是,虽然不可控因素会影响个体对冷热刺激的反应,但是不会影响最终的结果解释,因为最终反应结果是通过各反应的比值计算得来的。

(二) 方法

冷热试验具体测试步骤如下:

1. 受试者取仰卧位,头前屈 30°,使外半规管呈垂直位(图 3-48)。在此位置,热刺激引起兴奋性反应,冷刺激引起抑制性反应,眼震遵循 COWS 原则。

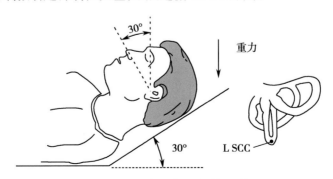

图 3-48　双耳变温冷热试验标准体位

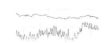

2. 开始灌注前,向受试者简要介绍操作过程及可能发生的不适反应。

3. 进行第一次灌注,嘱受试者睁眼,向受试者外耳道分别注入水或空气(具体参数详见表3-2),持续40～60秒。灌注结束后,嘱受试者开始心算,以保持警醒状态。当眼震强度达到最大后10秒左右,要求受试者注视固定视标(固视抑制试验),有抑制反应后大约10秒移开视标,记录眼震直到反应消失(通常需要2分钟左右)。

表3-2 冷热试验水灌注和气灌注参数

	水灌注	气灌注
流量	250ml	8L
灌注时间	30秒	60秒
温度	44℃(热刺激)	50℃(热刺激)
	30℃(冷刺激)	24℃(冷刺激)

4. 测试对侧耳,重复步骤3操作。

5. 改变灌注温度,重复步骤3和步骤4,直至完成四次冷热灌注。

实际操作中,应注意以下问题:

(1) 两次灌注之间的时间间隔:传统做法是每次灌注和上一次反应结束之间,间隔5分钟左右,近来有报道表明间隔时间可缩短至1～2分钟,甚至可以无间隔。笔者建议间隔时间的长短应视受试者反应而定,每次灌注应在上一次灌注引发的反应完全平息后再进行,通常为2～3分钟不等,反应强烈时应适当延长间隔时间。

(2) 灌注次序:对此目前尚未统一,笔者建议先注温水(热空气),后注冷水(冷空气);先检测右耳,后检测左耳,即右热(right warm,RW)→左热(left warm,LW)→右冷(right cold,RC)→左冷(left cold,LC)。有自发性眼震者,先刺激眼震慢相侧之耳。

(3) 测试时受试者前庭反应强烈:受试者有恶心、呕吐是前庭反应过强的表现,可缩短灌注时间至30秒左右。

(4) 一次冷热试验测试中冷、热灌注的次数:一般情况下,左、右耳冷、热灌注各一次即足以判断左、右侧外半规管功能是否正常;如有必要,也可适当增加灌注次数,但要注意避免出现假阳性反应。

(三) 参数及正常结果判断

图3-49为一侧耳单次冷灌注后所诱发眼震反应的全过程,其中需重点分析3个时间段:①灌注开始后第一个10～15秒间隔:观察有无自发性眼震;②灌注后60～90秒:观察眼震峰反应;③固视抑制试验开始后即刻:观察是否有固视抑制。

1. 分析参数 主要有单侧半规管轻瘫(unilateral weakness,UW;canal paralysis,CP)、优势偏向(direction preponderance,DP)和固视指数(fixation index,FI),一般以慢相角速度来评价。

(1) UW:UW指反应弱的那一侧耳,冷热试验的比值,以左、右侧半规管对冷热灌注的反应之差与双耳双侧总反应之和的百分比表示,Jongkees计算公式如式(3-1):

$$UW = \frac{(RW+RC)-(LW+LC)}{RW+RC+LW+LC} \times 100\% \tag{3-1}$$

(注:RC、RW、LC、LW 的 SPV 均取绝对值)

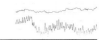

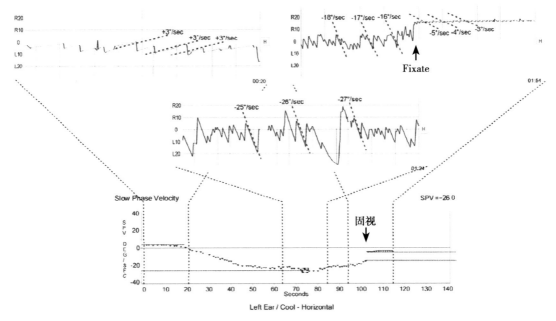

图 3-49 双耳变温冷热试验：灌注开始后第一个 10～15 秒无自发性眼震，灌注后 60 秒时眼震强度达到最大，120 秒时眼震减弱，180 秒时眼震消失

（2）DP：DP 指左右向眼震强度的相对差别，得出的是反应较强的那一侧耳的百分比，即冷热灌注后左、右向总反应之差与双向双侧总反应之和的百分比，见式（3-2）。

$$DP = \frac{(RW+LC)-(LW+RC)}{RW+RC+LW+LC} \times 100\% \qquad (3-2)$$

DP 由基线漂移（baseline shift，BS）和增益不对称（gain asymmetry，GA）两部分组成，见式（3-3）。

$$DP = BS + GA \qquad (3-3)$$

基线漂移主要和自发性眼震有关，GA 是指左、右向眼震强度的实际差值。

在诱发的反应中选择 3～5 个强度最大的眼震波，分别求得 RC、RW、LC、LW 的 SPV。眼震方向遵循 COWS 原则（cold opposite warm same side），即冷灌注时眼震偏向对侧，热灌注时眼震偏向灌注侧。如果诱发出的眼震方向不符合 COWS 原则，其 SPV 在代入公式计算时用负值表示。

如果左、右耳在冷灌注或热灌注中总反应均<6°/s，即 RC+RW<6°/s 且 LC+LW<6°/s，考虑为双侧外半规管反应减弱（bilateral caloric weakness，BW），此时无须计算 UW 和 DP 的具体数值。

（3）固视指数（FI）：分别在固视前、后 5 秒的眼震波中选择 3 个典型眼震波，计算平均 SPV，即 SPV_{NoFix} 和 SPV_{Fix}，见式（3-4）。但要注意避开固视前、后 1 秒内的眼震波（图 3-50），以免造成误差。

$$FI = \frac{SPV_{Fix}}{SPV_{NoFix}} \times 100\% \qquad (3-4)$$

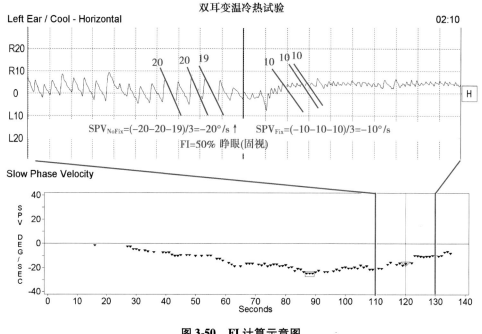

图 3-50　FI 计算示意图

2. 正常结果

（1）UW、DP：正常情况下，双侧外半规管对冷热刺激的反应适当，并且双侧反应大致相等、对称，无 UW 和 DP（图 3-51）。以下正常值可供参考：UW<25%，DP<30%。注意：不同厂家的测试仪器，正常值可能会略有差异。

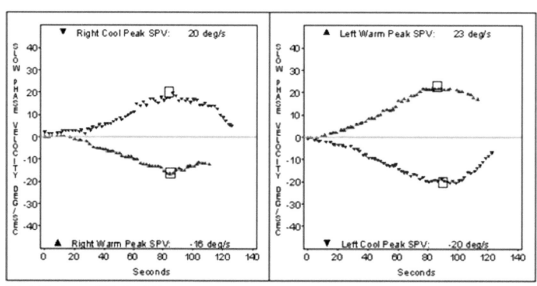

图 3-51　双耳变温冷热试验正常结果的记录图形

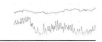

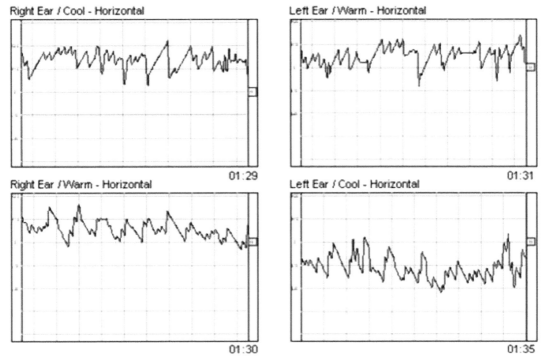

图 3-51　双耳变温冷热试验正常结果的记录图形（续）

（2）固视抑制：正常情况下，FI<60%，固视抑制（+）（图 3-52）。

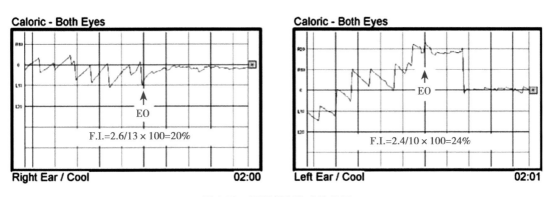

图 3-52　固视抑制（+）结果图

EO 表示睁眼（eyes open），即开始进行固视抑制测试。左、右耳冷灌注 FI<60%，为正常

（四）伪迹判断

双耳变温冷热试验产生伪迹的原因主要有：眼震强度取值错误、一次灌注主导总反应、受试者的警觉状态、叠加性眼震、鼓膜穿孔等等。

1. 眼震强度取值错误　系因盲目采用计算机自动给出的 SPV 结果，没有手动修正原始图形中明显有误差的采样点所致，特别是峰反应周围的采样点。因为生理状态下，相邻两个采样点在短时间内的 SPV 不会有剧烈变化，据此可以删除离散度特别大的采样点（图 3-53）。

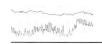
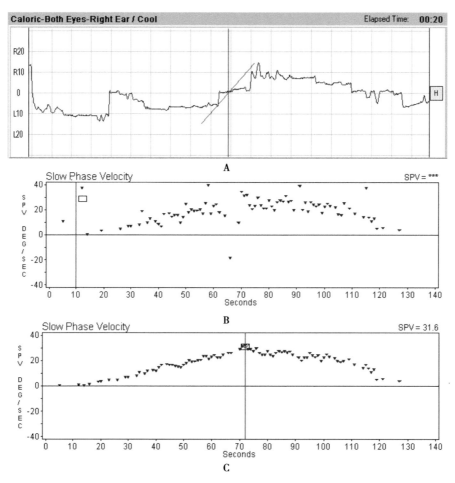

图 3-53　A 眼震图形；B 计算机自动给出的分析结果，较散乱，最大 SPV 位置不清；C 删去离散度大的采样点后，重新分析的结果，小方框标记处为最大 SPV

2. 灌注器摆放位置不对称　左、右耳分别灌注时，如果灌注器摆放不准确，会造成双耳实际受到的刺激强度不一致，导致某一侧耳潜伏期延长（图3-54）。

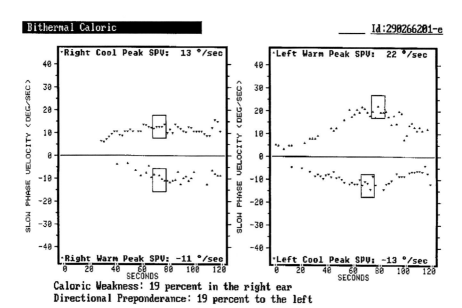

图3-54　灌注器摆放位置不对称的双耳变温冷热试验结果
UW＝19％，DP＝19％，结果看似正常，但右侧冷、热反应较左侧明显延迟，
建议根据右侧外耳道形状调整灌注方向，再做测试

3. 一次灌注误差误导总反应结果　四次灌注中，某一次的反应异常减弱（图3-55A）或强烈（图3-55B）会影响最终结果。

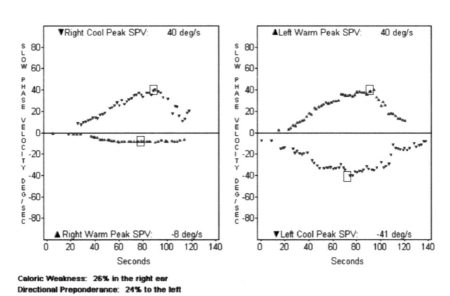

A

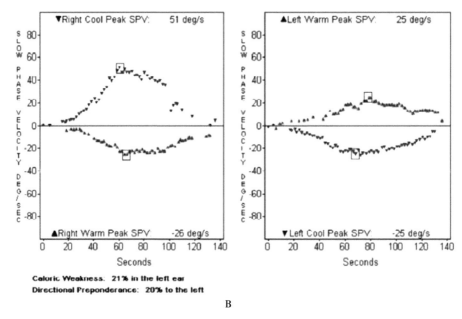

B

图 3-55　一次灌注误差的双耳变温冷热试验结果

A. UW>25％,但观察原始图发现 RW 反应明显小于其他三次灌注,建议重测 RW,必要时重测 RC,观察结果是否会有改变;B. RC 反应明显强于另外 3 次灌注,建议重测 RC,必要时重测 RW

4. 温度效应　即受试者前庭系统逐步适应温水(空气)及冷水(空气)的刺激,前庭反应逐步降低,眼震强度也会随之减弱(图 3-56)。

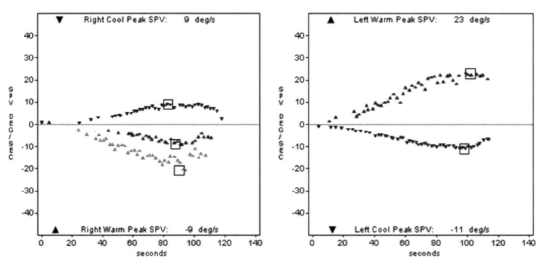

图 3-56　双耳变温冷热试验的温度效应

测试顺序为 LW→RW→LC→RC,受试者适应后,反应程度逐渐降低,表现为 SPV 依次减小,结果误判为右侧 UW

5. 单侧耳反应过强　指某侧耳的冷、热反应都明显强于对侧(图 3-57)。其原因主要考虑两种情况:①该耳鼓膜穿孔;②校准错误。鼓膜穿孔耳禁用冷热水灌注。在给患侧进行冷、热气灌注时,由于此时穿孔侧耳实际接受的刺激强度高于未穿孔耳,因此,一旦眼震出现

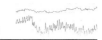

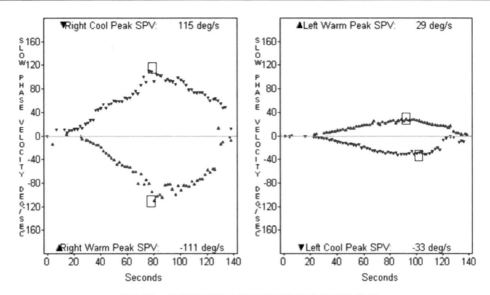

图 3-57　单侧耳反应过强的双耳变温冷热试验结果
右耳反应过强,看似结果为 UW(左),但实际上可能是校准错误或右耳鼓膜穿孔所致

(多在灌注开始后 10~15 秒内),即可停止灌注,报告中只需写明"双耳同时存在冷热反应"
即可,无须计算 UW 和 DP。如果未诱发出眼震,则报告穿孔耳对灌注无反应即可。未穿孔
耳的测试与标准程序相同。

6. 中耳积液时由于中耳腔内的积液吸收和释放热量需要一段时间,因此冷灌注不能使
中耳内积液在 1 分钟内温度降低,因此鼓膜实际接受到的还是热刺激,故记录的眼震方向应
与该侧热灌注时相同(图 3-58)。

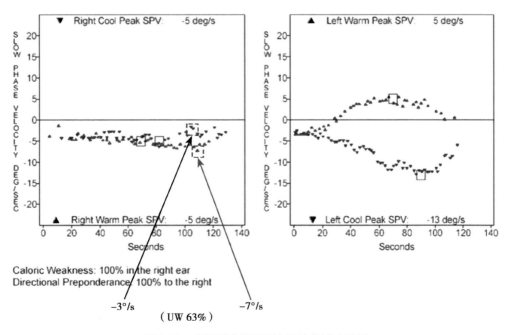

图 3-58　中耳积液的双耳变温冷热试验结果
右耳积液,RC 灌注 1 分钟不能使中耳内积液温度降低,鼓膜实际接受的是热刺激,眼震方向同 RW

八、微量冰水试验

（一）目的

当冷热试验中,冷热刺激均未能诱发出眼震时,可以加做微量冰水试验,判断患者有无残存的前庭功能。

（二）方法

受试者取仰卧位,头前屈 30°,即为冷热试验的标准体位(见图 3-48),也可取正坐位,头后仰 60°,使外半规管处于垂直位。

具体操作步骤如下:

1. 转动受试者头部,使其被灌注耳朝上,闭眼→开始记录眼动→从外耳道向鼓膜处注入 4℃ 冰水 0.2ml,保留 10 秒。

2. 转动患者头部至相反方向,使水从外耳道流出。

3. 再转动受试者头部使其鼻尖朝上,开始心算,记录眼震 1 分钟以上。

4. 如未能诱发出眼震,则每次递增 0.2ml 的 4℃ 水试之,当水量增至 2ml 仍不出现反应时,提示该侧前庭无反应。

5. 一侧耳测试完毕,休息数分钟,再测试对侧耳。

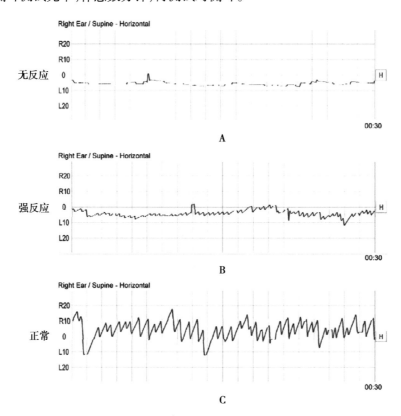

图 3-59　微量冰水试验记录的图形

A、B、C 分别表示无反应、反应减弱和正常。冰水灌注后出现 C 所示眼震,表明前庭功能尚存,若如 B 所示反应减弱或 A 所示无反应,则提示周围性或中枢性前庭系统病变

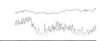

6. 前庭功能正常者0.4ml冰水灌注即可引出水平性眼震,方向偏向对侧。

（三）正常结果

正常情况下,4℃水0.4ml灌注可引出水平性眼震,方向偏向对侧(图3-59)。

九、前倾位冰水试验

（一）目的

当微量冰水试验产生的眼震与自发性眼震无法鉴别时,可以加做前倾位冰水试验,以判断受试者周围前庭功能是否存在。

（二）方法

前倾位具体测试步骤如下:如前所述用2ml 4℃水灌注后,在仰卧位记录眼震30~40秒(图3-60A)→将受试者转至前倾位(图3-60B),即头前倾30°,记录眼震30~40秒→仰卧前倾位(见图3-60A)。若眼震消失或眼震方向反转,则为前倾位冰水试验(+),提示所诱发出的眼震为前庭性眼震,而不是自发性眼震。

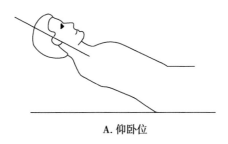

A. 仰卧位

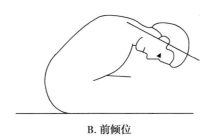

B. 前倾位

图3-60 前倾位冰水试验标准体位

（三）正常结果

前倾位冰水试验诱发的眼震在体位改变呈前倾位后,强度和方向较仰卧位时发生改变(图3-61),提示为前庭性眼震。

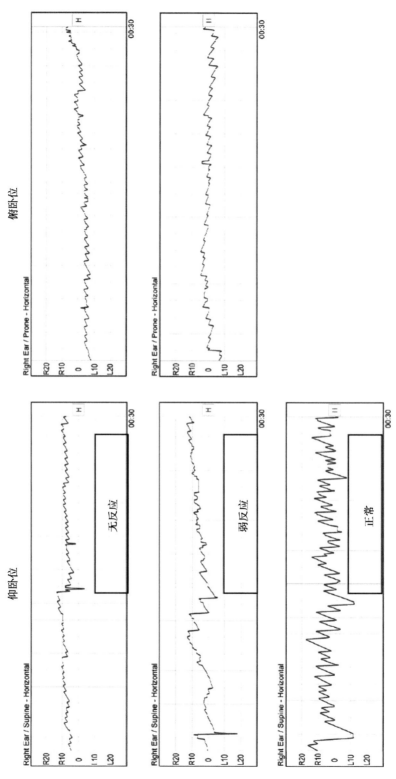

图 3-61　第二行示前倾位冰水试验在仰卧位时呈左跳性眼震，前倾位时转为右跳，且强度减弱，前倾位冰水试验（+），提示为前庭性眼震。第一行示眼震不随体位改变而改变，前倾位冰水试验（-）

第四章　异常测试结果及其临床意义

　　眼动是视眼动系统和视前庭反射系统共同作用的结果,前者包括扫视系统、视跟踪系统和视动系统。其中扫视系统和视跟踪系统主要反映中枢神经系统的视动通路的功能,视动系统除与视动通路有关外,还与周围前庭系统有关。而视前庭反射则涉及周围前庭系统、中枢神经系统(包括中枢前庭系统)和眼外肌等多个部位(见图3-6)。

　　扫视系统使一个新出现的目标在黄斑部位准确成像,还参与眼震快相期,眼球快速回位的中枢矫正性运动。视跟踪系统的作用是让一个小的、运动着的目标在黄斑部位准确成像。视动系统可以保持目标在头部持续运动过程中成像于视网膜,同时也是视觉和前庭系统相互联系、相互作用的物质基础。视前庭系统的作用则是,当头部自然运动时,保持物像始终成像于视网膜。不同眼外肌分别控制眼球各方向的运动:内直肌负责眼球内转,外直肌负责眼球外转;上直肌负责眼球上转、内旋、内转,下直肌负责眼球下转、外旋、内转;上斜肌主要使眼球内旋,同时还使眼球下转和外转;下斜肌主要使眼球外旋,同时还使眼球上转和外转。这六条肌肉互相密切配合,使眼球协调一致地自由转动(图4-1)。

　　视眼动系统、视前庭反射系统功能障碍,会导致相应的测试项目出现异常,本章主要阐

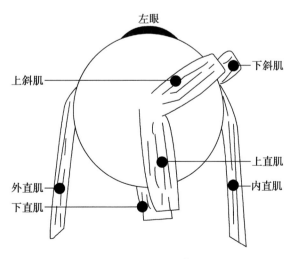

图4-1　眼外肌示意图

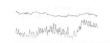

述各试验的异常表现及其临床意义,并从病理生理学角度加以解释。

一、扫视试验

(一) 生理基础

正常情况下,当靶点位于中央时,受试者目视正前方,控制眼球向左右方向转动的双侧眼内直肌和眼外直肌均处于同等收缩强度(图4-2左图)。当靶点在水平方向上向其左侧移动时,控制左侧眼外直肌、右侧眼内直肌的神经元兴奋性增加,产生的神经冲动以脉冲的形式传导,使相应的眼肌收缩,见图4-2右图中红色标记部分。在这一过程中,神经元兴奋性改变的程度称为步长(step),即兴奋前后脉冲幅度大小的改变。同时,控制左侧眼内直肌、右侧眼外直肌的神经元产生与上述神经元方向相反、幅度变化程度相同的脉冲,使左侧眼内直肌、右侧眼外直肌舒张,见图4-2右图蓝色部分所示。双侧眼外直肌、眼内直肌协调作用的结果是使得眼球得以跟随靶点向左运动,靶点在黄斑部位稳定成像。同理,当靶点出现在受试者右侧时,眼球跟随视标快速向右运动。如此左右往复,产生正常的扫视运动,眼震电图和眼震视图就记录到扫视波。

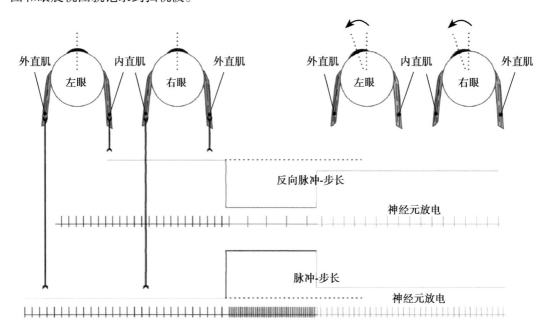

图4-2 扫视试验中眼球向左扫视时神经元对眼外肌的控制

如果由于各种原因干扰正常脉冲-步长,扫视试验就会出现各种异常扫视波,主要见于以下几种情况(图4-3):

1. 扫视缓慢(saccadic slowing) 脉冲幅度降低,眼动幅度减小,使扫视波斜率降低,临床表现为扫视速度减慢,眼震电图和眼震视图记录到扫视缓慢眼动。

2. 欠冲(saccadic hypometria) 脉冲持续时间缩短,而扫视时间不变,在一个扫视周期内眼球不能到达靶点位置,临床表现为视辨距不良的欠冲。

3. 过冲(saccadic hypermetria) 脉冲持续时间延长,而扫视时间不变,在一个扫视周期内眼球超过靶点位置,临床表现为视辨距不良的过冲。

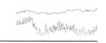

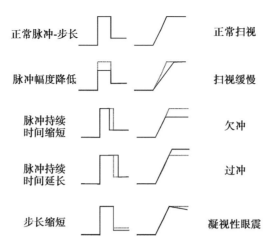

图 4-3 不同原因脉冲-步长异常相应的扫视试验表现

4. 凝视性眼震 步长缩短,致使眼位维持困难,从而产生凝视性眼震。

5. 失共轭性眼动 双侧脉冲在时间上不同步,导致双眼运动失共轭。

扫视试验的神经传导通路如图 4-4 所示。当视标出现在左前方 $\theta°$ 时,视觉信息经视网膜、视交叉、对侧膝状体上传到大脑枕叶皮质,在中枢部位进行整合处理后,经旁正中脑桥网状结构(paramedian pontine reticular formation,PPRF)、内侧纵束(medial longitudinal

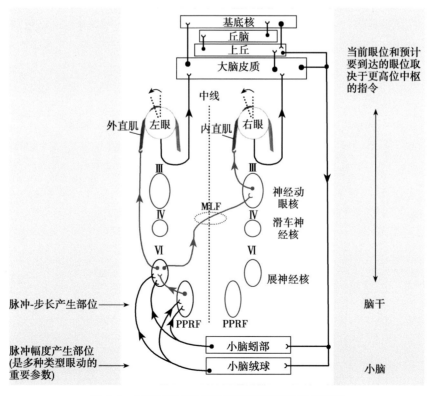

图 4-4 扫视试验中左向扫视神经传导通路示意图

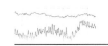

fasciculus, MLF)下传至双侧展神经核、动眼神经核,控制相应的眼外肌,产生收缩或舒张,改变眼位。由于左、右侧神经元产生的脉冲-步长方向相反,左侧展神经核控制同侧眼外直肌(lateral rectus, LR)收缩,右侧展神经核控制同侧 LR 舒张;而左侧动眼神经核使同侧眼内直肌(medial rectus, MR)舒张,右侧动眼神经核使同侧 MR 收缩,眼肌的共同作用使眼球追踪视标向左运动。由于角度和步长之间存在对应关系,眼球运动的度数也正好是 $\theta°$。

当受试者向左扫视时,大脑皮质(cerebral cortex)将来自双眼的视觉信息整合分析,发出神经冲动,一方面下传至基底核(basal ganglia)、丘脑(thalamus)、上丘(superior colliculus),分别到达小脑蚓部(cerebellar vermis)、小脑绒球(cerebellar flocculus)和 PPRF,汇集于左侧展神经核(abducens nucleus)。另一方面,大脑皮质的神经冲动也可直接到达小脑蚓部,汇集于左侧展神经核(abducens nucleus)。左侧展神经核控制同侧眼外直肌收缩,同时通过和对侧动眼神经核(oculomotor nucleus)相交通的神经纤维,使右侧眼内直肌收缩,控制眼肌完成向左扫视的动作。

(二) 异常结果及其临床意义

扫视试验常见的异常表现主要有:失共轭性眼震、慢扫视眼动、反应延迟、视辨距不良和扑动等。

1. 失共轭性眼震 失共轭性眼震是指双侧眼动不同步,主要表现为斜方向眼震和核间性眼肌麻痹两种情况。

单侧眼内直肌麻痹患者,扫视试验可出现斜方向眼震(斜视)(图 4-5)。它是由于患侧眼内直肌麻痹,脉冲-步长虽然能够下传,但不能使眼内直肌收缩,而此时患侧眼外直肌、健侧眼内直肌和眼外直肌收缩正常,加之健侧脉冲-步长下传正常,因此造成双侧眼动失共轭。

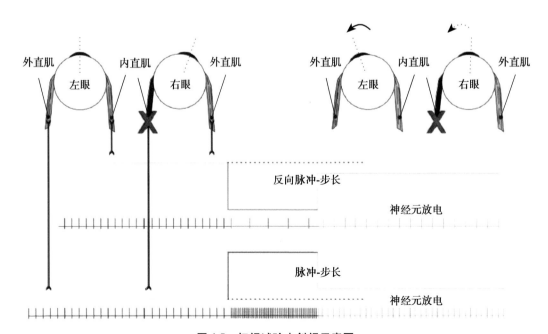

图 4-5 扫视试验中斜视示意图

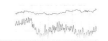

测试此类患者时,以健侧检测结果为判断扫视系统功能的依据,所以眼震电图的电极安放如图4-6所示。

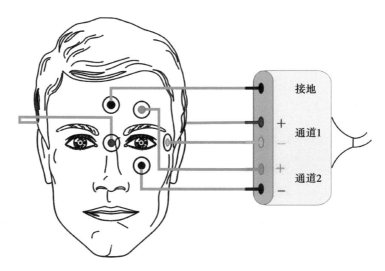

接地

+ 通道1 −

+ 通道2 −

图4-6 斜视患者 ENG 电极放置(左侧为健侧)

核间性眼肌麻痹(internuclearophthalmoplegia,INO)临床表现为眼球震颤分离,即一眼的震幅明显地较另一眼大,当目标向患侧移动时,对侧眼的震幅较大。如右后核间眼肌麻痹,靶点自患者左侧向右移动时,向右注视时双眼正常,向左注视时则右眼内直肌落后,左眼有外展性眼球震颤,可见左眼反应的震幅较大。当双侧 INO 时,目标自患者左侧向右移动,则左眼眼球震颤著明,自右侧向左移动,则右眼眼球震颤著明。因此测试时必须分别记录左、右眼的眼动,眼震电图的电极放置如图2-4所示,记录到的眼震图形如图4-7所示:右眼的左向峰速度降低,左眼的右向峰速度降低,提示双眼向中线汇聚时,均有内收迟缓。

单侧核间性眼肌麻痹扫视试验结果如图4-8所示。

核间性眼肌麻痹时如果不分别记录双侧眼动,左、右两侧眼动的缓慢成分会相互抵消,导致分析结果出现峰速度处于临界值,潜伏期延长(图4-9),此时可以直接采用裸眼检查明确诊断。

核间性眼肌麻痹是内侧纵束(medial longitudinal fasciculus,MLF)损害引起的特殊临床现象。常见于脑血管病及多发性硬化(multiple sclerosis,MS),偶尔为脑干或第四脑室肿瘤的早期症状(图4-10)。

2. 扫视缓慢(saccadic slowing) 扫视缓慢表现为扫视试验时峰速度降低,而潜伏期、准确度正常(图4-11)。如图4-12所示扫视试验结果,除峰速度降低外,潜伏期临界,准确度正常,如果是由于受试者疲劳、瞌睡或药物作用所致,上述因素消除后,峰速度和潜伏期可恢复正常。

扫视缓慢最严重的情况为扫视麻痹(saccadic palsy),表现为患者不能产生快相眼动,由于眼动的快相成分缺乏,冷热试验和 OPK 反应缺失。

扫视缓慢病变定位于基底核、脑干、小脑等中枢部位以及动眼神经或眼肌。临床上常见于药物中毒和神经退行性变,后者包括橄榄脑桥小脑萎缩、脊髓小脑退行性变、遗传性慢性进行性舞蹈病(Huntington 病)、进行性核上性麻痹、帕金森病等。

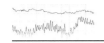

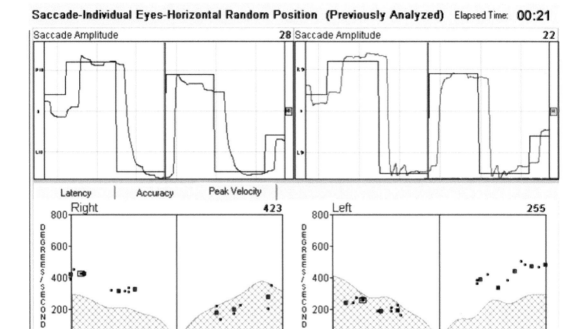

图 4-7　双向 INO 的扫视试验结果
向左移动时,左侧眼动迅速而右侧迟缓;反之向右移动时,右侧迅速而左侧迟缓

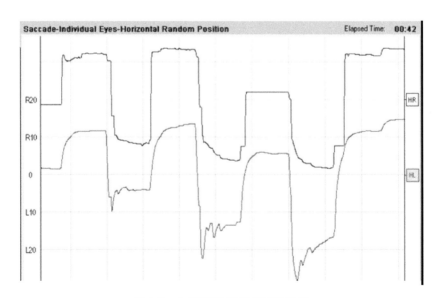

图 4-8　左侧 INO 的扫视试验结果
左眼(绿线)向左移动迅速,但向右移动迟缓。右眼向左、右移动(蓝线)均正常

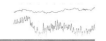

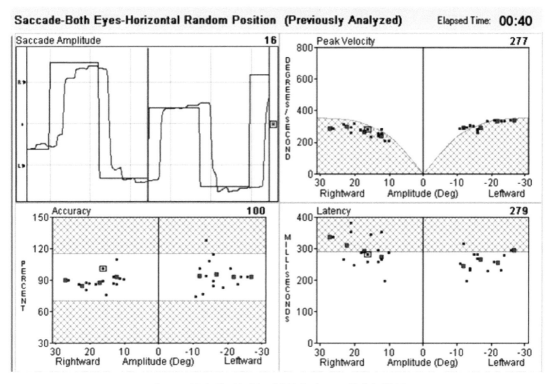

图 4-9 没有分别记录双侧眼动时 INO 的分析结果

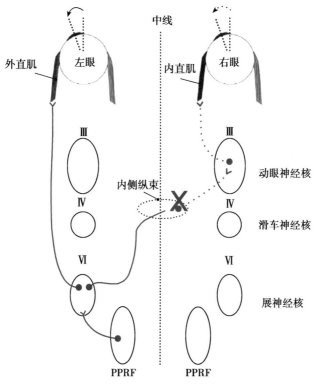

图 4-10 INO 损伤神经通路定位

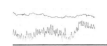

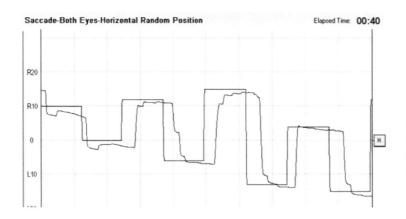

图 4-11　扫视试验：双向扫视缓慢，眼动轨迹（蓝线）斜率变小，提示峰速度降低

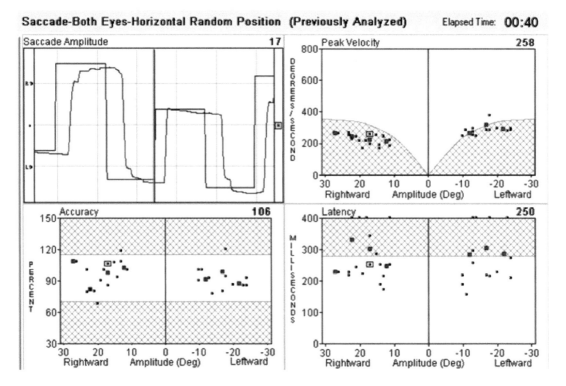

图 4-12　扫视试验：潜伏期延长，峰速度降低，可能由于疲劳、瞌睡或药物作用所致，上述因素消除后，可恢复正常

3. 反应延迟（delayed）　受试者跟踪视靶的反应延迟，表现为扫视试验潜伏期延长，但峰速度、准确度正常（图 4-13），常提示额叶或额顶叶大脑皮质、基底核等中枢部位病变。双侧延迟反应延迟临床意义不大。单侧反应延迟提示上丘、顶叶或枕叶皮质病变。但在实际工作中，尚需排除药物、注意力分散、视力下降等因素的影响，谨慎判断结果。

4. 视辨距不良（dysmetria）　视辨距不良是指当眼注视某一目标时，不能准确地在黄斑部位成像，因此眼球运动总是超过或落后于靶点，此种眼球运动的过度或不足，就称为过冲（hHypermetria，overshoot）（图 4-14）或欠冲（hHypometria，undershoot）（图 4-15）。

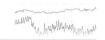

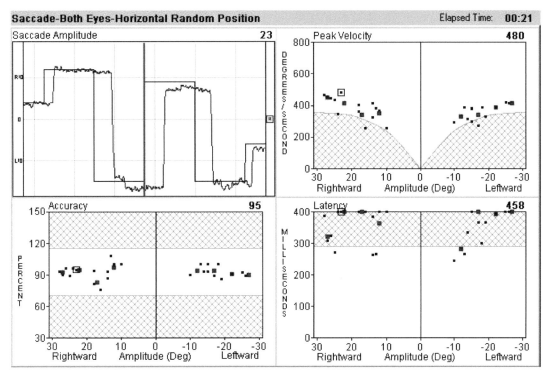

图 4-13　扫视试验：反应延迟，表现为潜伏期延长，峰速度、准确度正常

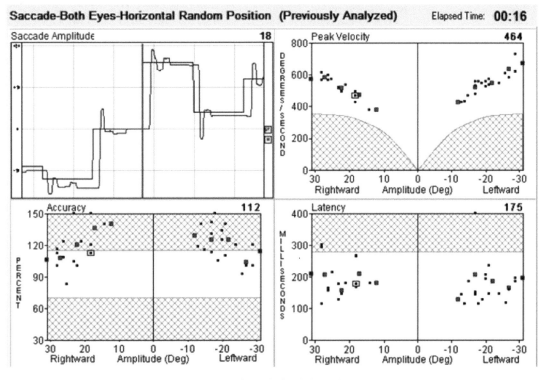

图 4-14　扫视试验：过冲（双向）

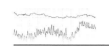
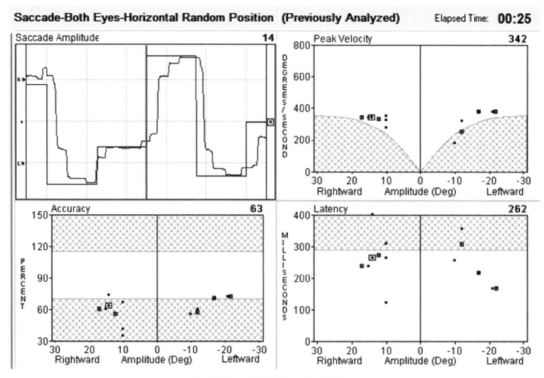

图 4-15　扫视试验:欠冲(双向)

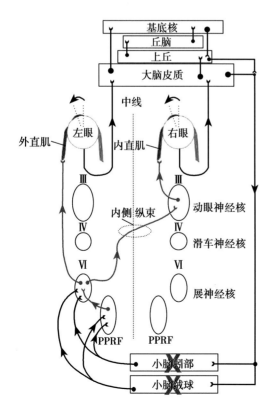

图 4-16　视辨距不良损伤定位示意图

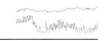

视辨距不良多提示中枢性病变,欠冲常提示小脑绒球病变,也可能由于视力低下所致。过冲多提示小脑蚓部病变(图4-16)。

扫视试验还可表现为另一种特殊的视辨距不良——侧冲(lateropulsion),即向某一侧扫视时有过冲,而向对侧扫视时则出现欠冲(图4-17)。

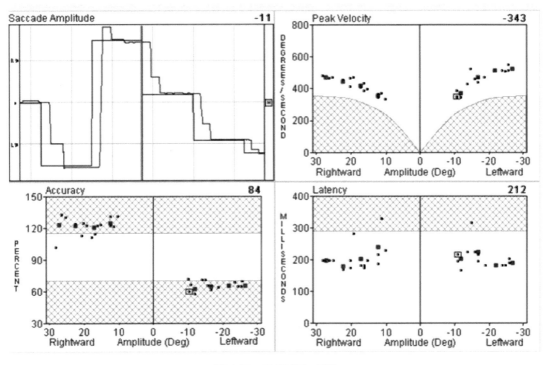

图4-17　扫视试验:侧冲

侧冲除眼震外,还有多种其他临床表现:身体向一侧倾倒,视物倾斜或上下颠倒,同侧痛觉和温度觉丧失,喉肌无力,同侧 Horner 综合征等。侧冲常提示外侧延髓或小脑病变,临床多见于同侧小脑后下动脉(posterior inferior cerebellar artery,PICA)闭塞,病变定位于过冲侧(Wallenberg 综合征);少见于对侧小脑上动脉(superior cerebellar artery,SCA)闭塞,病变定位于欠冲侧。

5. 扑动　扑动为不自主的眼球快速运动,眼动多为水平性,可发生于静眼测试的凝视试验、扫视试验。图4-18 所示为向右扫视时有连续 2 ~ 3 个来回急速跳动的扑动波。判断扑

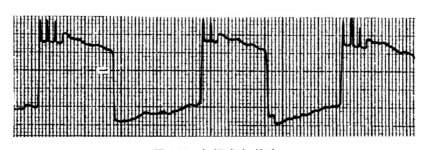

图4-18　扫视试验:扑动

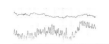
动波主要应注意和过冲图形区别:扑动波的持续时间明显短于过冲。

视性眼阵挛(opsoclonus)患者也会有扑动,其特点是表现为水平、垂直、旋转等多方向的扑动波。

扑动提示脑干或小脑功能障碍(图4-19),临床多见于病毒性脑炎、神经母细胞瘤、副肿瘤效应、头部外伤、脑膜炎和颅内肿瘤等。

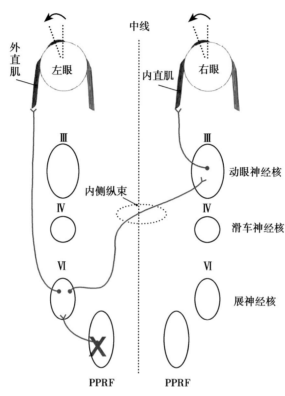

图4-19 扑动损伤定位示意图

二、平稳跟踪试验

(一) 生理基础

如果说,扫视试验测试的是对目标的快速成像,那么可以说平稳跟踪试验主要就是评定视动系统缓慢跟踪目标的能力,两者的区别详见表4-1。

表4-1 平稳跟踪试验和扫视试验的区别

	扫 视 试 验	平稳跟踪试验
中枢指令	脉冲方波	正弦波
来源	扫视系统	视跟踪系统
眼动	扫视波	正弦曲线
意义	评定视眼动系统快速跟踪目标的能力	评定视眼动系统缓慢跟踪目标的能力

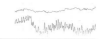

　　以左向跟踪为例,简要说明平稳跟踪试验的神经传导(图4-20)。当视靶向受试者左侧移动时,大脑皮质(cerebral cotex)接受来自双眼的视觉信息并加以分析、整合,发出神经冲动,先下传至脑桥背外侧核(dorsolateral pontine nucleus),再至小脑绒球、小脑蚓部和前庭神经核内侧(medial vestibular nucleus),汇集于左侧展神经核,使左侧眼外直肌(LR)收缩。同时,左侧展神经核通过与右侧动眼神经核(oculomotor nucleus)相交通的神经纤维,使右侧眼内直肌(MR)收缩,控制眼球向左转动,完成左向平稳跟踪试验。

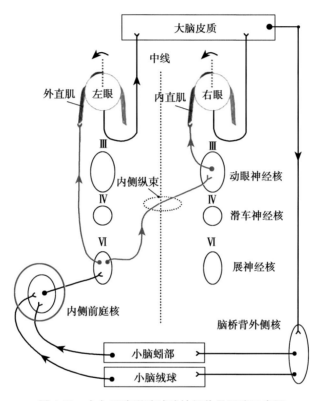

图4-20　左向平稳跟踪试验神经传导通路示意图

　　平稳跟踪试验的机制为波形记忆激发预测机制,产生波形,通过视动通路,控制双侧眼内、外直肌协调舒缩,使物体在视网膜黄斑部位成像(图4-21)。

（二）异常结果及其临床意义

　　平稳跟踪试验的异常表现主要为视跟踪不良,即视跟踪曲线为Ⅲ型、Ⅳ型(详见第三章)。

　　1. 单向跟踪不良　单向跟踪不良或称为非对称性跟踪不良,如图4-22,右向眼动正常,左向眼动有阶梯状波形,类似扫视波,故又称为扫视性跟踪。增益分析示左向跟踪在异常值范围(图4-22下图中灰色网格区),提示中枢性病变,病变部位集中在同侧小脑半球、脑干或顶枕叶。

　　2. 双向跟踪不良　如图4-23,左、右向眼动轨迹都为阶梯状,增益分析示左、右向跟踪均在异常值范围,称为双向跟踪不良,或称为对称性跟踪异常,比单向跟踪不良更多见。提示中枢性病变,病变部位在皮质(弥漫性)、基底核或小脑。

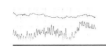
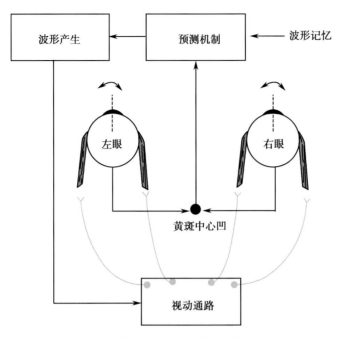

图 4-21 平稳跟踪试验神经控制系统示意图

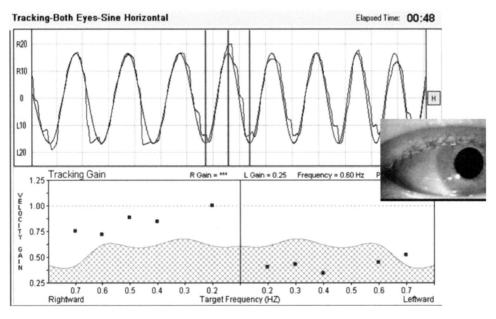

图 4-22 平稳跟踪试验:左向跟踪不良

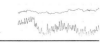

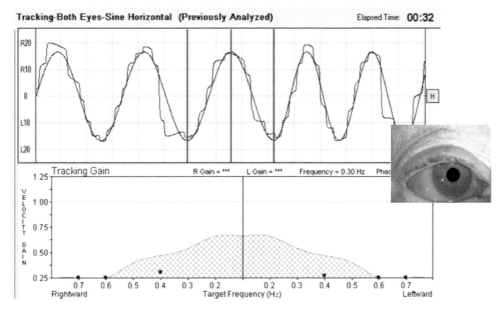

图 4-23　平稳跟踪试验：双向跟踪不良

三、视动试验

（一）异常结果及其临床意义

OPK 异常主要表现是因为某一侧眼震强度减弱，导致双向视动不对称。眼震强度减弱

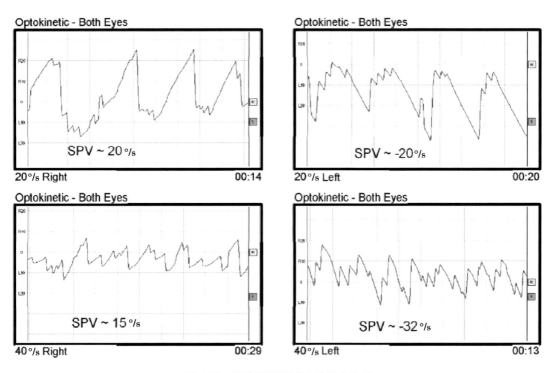

图 4-24　视动性眼震试验的异常结果

上图示靶点以 20°/s 速度移动时，双向 OKN 对称，SPV 均为 20°/s。但靶点以 40°/s 移动时，右向眼震强度小于对侧的 50% 以上

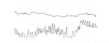

可以单向,也可以是双向(图4-24);可以发生于靶点以高速移动(40°/s)时,也可以是高速、低速移动(20°/s)时均有减弱。

（二） OPK 异常和平稳跟踪试验异常的关系

OPK 试验时,靶点移动速度是 20°/s 和 40°/s 的单向运动,平稳跟踪试验时靶点移动是 0.2～0.7Hz 的正弦运动,所以,理论上 OPK 的测试结果应该和 0.2Hz、0.4Hz 的平稳跟踪试验的结果一致,即 20°/s 的 OPK 正常,那么 0.2Hz 的平稳跟踪试验也应该正常,反之亦然。但实际上会略有出入,一般来说 20°/s OPK 结果往往和 0.2～0.3Hz 的平稳跟踪试验结果一致,40°/s OPK 结果往往和 0.4～0.5Hz 的平稳跟踪试验结果一致(图4-25)。

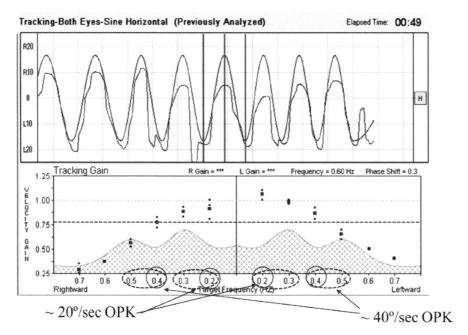

图 4-25　OPK 和平稳跟踪试验的关系:双向 40°/s 的 OPK 异常,双向 0.5Hz 的平稳跟踪试验也异常

四、凝视试验

凝视试验的异常表现是记录到凝视性眼震,详述如下。

（一） 凝视性眼震的分类

凝视性眼震有多种分类方法:

1. 按病变性质分类　按病变性质,可以将凝视性眼震分为生理性、病理性或先天性三种。

（1） 生理性:生理性的凝视眼震主要见于以下三种情况:①冷热试验或转椅试验,因冷热刺激或旋转刺激前庭感受器所导致的凝视性眼震;②OPK 试验;③终极性眼震,其特点为:SPV<6°/s;双侧对称;持续时间较短,为短暂性眼震;多见于正常人向左或向右凝视超过 45°时,还可见于老年人(图4-26)。

生理性眼震有以下特点:①眼震为水平性或水平-旋转性;②眼震慢相图形为线性;③双

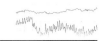

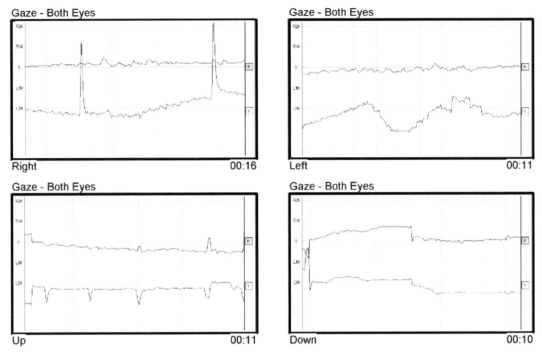

图 4-26 终极性眼震:属生理性眼震

眼眼震共轭;④固视抑制(+);⑤单向眼震,向快相侧时最强(Alexander 定律)。

(2)病理性:病理性的凝视性眼震见于周围前庭性病变或中枢病变。其又可细分为:①自发性,即在无视-前庭刺激时也存在的眼震;②凝视性,即向某些特定方向凝视时诱发的眼震;③位置性,即由某些特定头位诱发的眼震。

(3)先天性:先天性眼球震颤(congenital nystagmus,CN)是一种原因不详、难以治疗的先天性眼病。其临床特点如下:①发病早,自幼即眼球震颤或发病时间不明确;②无晃视感,即使眼震相当严重,视物亦无晃动感;③眼球的不自主持续有规律地摆动或跳动,眼球转动无障碍;④日常生活无明显障碍,双眼视力和矫正视力一般都在 0.1 以上,色觉正常。

2. 按眼震方向分类 根据方向不同,凝视性眼震可分为:

(1)水平性:眼震时眼球左-右摆动。水平性眼震可以是生理性的,也可以是病理性的,前者如终极性眼震,后者主要见于周围性前庭病变、中枢性前庭病变以及先天性眼震。

(2)垂直性:眼震时眼球上-下摆动,垂直性眼震多提示中枢性前庭病变。

(3)旋转性:眼震时眼球顺时针(向左旋转)或逆时针(向右旋转)转动,旋转性眼震见于良性阵发性位置性眩晕(BPPV)。

(4)混合性:为上述(1)~(3)的任意组合,方便起见,解释结果时要将其分解为各主要组成部分加以解释。

3. 按眼震波形分类 描记的眼震图形,快、慢相截然分开的,为急跳性眼震(jerk nystagmus);而快、慢相不分的,称为摆动性眼震(pendular nystagmus)(图 4-27)。

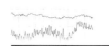
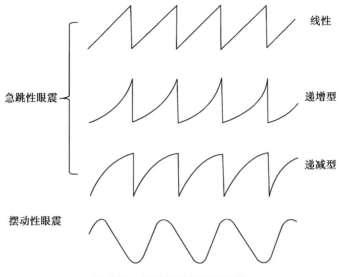

图 4-27 凝视性眼震波形分类

（1）急跳性眼震：根据其慢相成分，可分为线性和非线性两种，后者眼震波形有慢相速度递增型和递减型之分。

（2）摆动性眼震：眼震波形无明显快、慢相。

4. 按严重程度分类　这是较为传统的分类方法，基于裸眼观察的结果，凝视性眼震一般分为三个等级：Ⅰ°、Ⅱ°、Ⅲ°，其严重程度从Ⅰ°到Ⅲ°逐渐加重：

Ⅰ°眼震：眼震仅存在于向快相侧凝视时。

Ⅱ°眼震：眼震存在于向快相侧和正前方凝视时。

Ⅲ°眼震：眼震存在于向快相侧、正前方和向慢相侧凝视时。

5. 按眼震是在睁眼还是闭眼时出现分类

（1）眼震只出现在睁眼测试时：多为异常，病变部位在中枢。

（2）眼震只出现在闭眼测试时：水平向眼震的异常标准为 VNG SPV>4°/s，ENG SPV>6°/s；垂直向眼震的异常标准为则为 VNG SPV>7°/s。病变无确切定位，主要用于支持诊断。

（3）眼震在睁眼和闭眼测试时均出现：闭眼时眼震无显著增强（固视指数>2），临床意义同（1）；闭眼时眼震显著增强，临床意义同（2）。

（二）凝视性眼震判断原则

1. 总原则　如果凝视试验时记录到凝视性眼震，则需要进一步分析眼震方向、睁眼、闭眼对眼震的影响、眼震强度（SPV）、眼震持续时间和潜伏期。

（1）方向：眼震方向是指其快相侧，还需说明眼震是水平性、垂直性、旋转性还是混合性的。

（2）固视试验的影响：观察固视消除后，眼震强度是否有明显增加（固视指数≥2）。

（3）强度：以睁眼时的眼震 SPV 为准。

（4）潜伏期和持续时间：只对暂时性眼震进行潜伏期和持续时间的分析，暂时性眼震在凝视试验较为少见，但在动态位置试验时，可能被不同头位诱发出来，例如 BPPV 型眼震。

2. 水平性眼震的判断原则

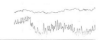

（1）只出现于某一眼位,方向较正常有改变:提示中枢病变。

（2）睁眼时有眼震,闭眼时其强度没有显著增加:提示中枢病变。

（3）闭眼时有眼震,其强度低于阈值,即 VNG SPV<4°/s,ENG SPV<6°/s:无特殊临床意义。

（4）除上述三种以外的其他水平向凝视性眼震,均无特殊定位,主要用于支持诊断,需要结合其他测试的结果综合分析患者的前庭功能。

3. 垂直性眼震的判断原则

（1）睁眼时有眼震,提示中枢病变。

（2）闭眼时有眼震,其强度低于阈值,即 VNG SPV<7°/s,无特殊临床意义。

（3）除上述两种以外的其他垂直向凝视性眼震,临床意义不明。

（三）异常结果及其临床意义

凝视试验记录到凝视性眼震,即为异常,提示中枢性病变,损伤定位于小脑、脑干,其中以小脑绒球病变常见（图4-28）。解释结果时,要注意排除终极性眼震（见图4-26）和自发性眼震。

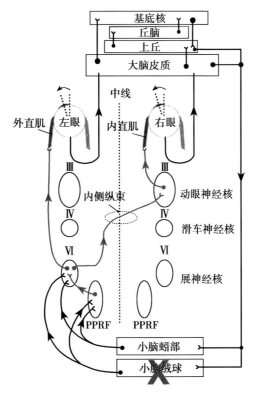

图 4-28　凝视性眼震损伤定位示意图

1. 对称性凝视眼震　如图 4-29 所示,凝视试验时,向右凝视出现右跳性眼震,向左凝视出现左跳性眼震,$SPV_右=SPV_左$,向上、向下凝视时无眼震,称为对称性凝视性眼震,临床常见于服用苯巴比妥、地西泮等药物和代谢性疾病、重症肌无力、多发性硬化、小脑萎缩等。

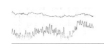

Gaze - Both Eyes

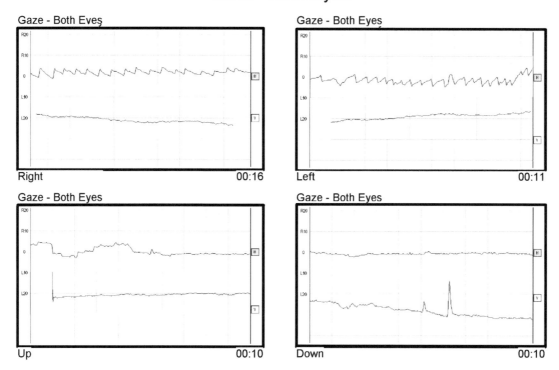

图 4-29　凝视试验(+):对称性凝视眼震

2. 非对称性凝视眼震　如图 4-30 所示,向右凝视时出现右跳性眼震,向左凝视时出现左跳性眼震,但双向眼震强度不一致,SPV$_右$>SPV$_左$,称为非对称性凝视眼震,多提示中枢性前庭病变,如小脑、脑干的肿瘤或梗死。

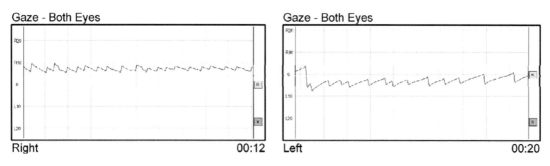

图 4-30　凝视试验(+):非对称性凝视眼震

非对称性凝视眼震的一种特殊表现为 Brun 眼震,临床常见于脑桥小脑角肿瘤,脑干和小脑同时受损,产生眩晕,引起眼震,此时用眼震电图或眼震视图可记录到两种不同性质的反应:前庭性反应和脑干受压反应。脑干受压反应见图 4-31 左上图,具体表现为向右凝视时记录到右跳性凝视眼震,其慢相图形为非线性,呈速度递增型(见图 4-27),为脑干受压所致的大幅、慢速凝视性眼震。前庭性反应如图 4-31 右上图所示,表现为向左凝视时记录到的左跳性凝视眼震,其慢相波形呈线性,幅度较小,为小幅、快速的前庭性眼震。颅后窝偏向

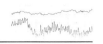

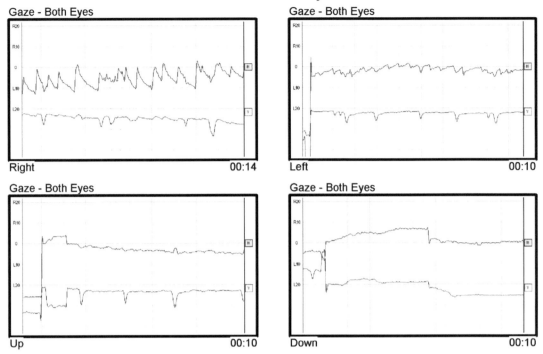

图4-31　凝视试验(+):Brun 眼震

眼震侧的占位性病变,临床可以出现 Brun 眼震。

3. 单向凝视性眼震　指仅在向某一方向凝视时才出现的眼震。如图 4-32 上两幅图所示,仅在左向睁眼测试的凝视试验时,能记录到凝视性眼震,此时可嘱受试者闭眼,再测试左向凝视试验,如果闭眼后眼震强度增加,遵循 Alexander 定律(Alexander's law),提示为自发

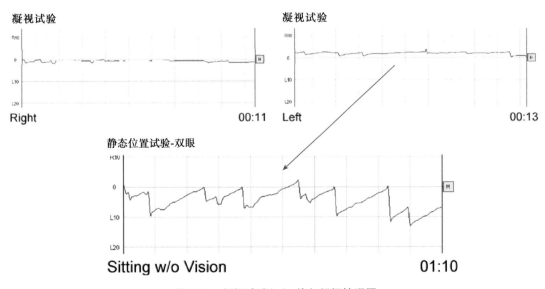

图4-32　凝视试验(+):单向凝视性眼震

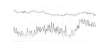
性眼震,见4-32下图。反之,提示为中枢性病变,但要排除睁眼时出现的大强度的周围性前庭眼震。

4. 回缩性眼震(rebound nystagmus) 为一过性的凝视性眼震,其特征如图4-33左图所示,右向凝视试验时,眼动轨迹突然向左,出现左跳性凝视眼震,持续短暂时间后,眼位又向右,回到原来位置,注意在凝视性眼震出现的时间段前后是无眼震的,此为回缩性眼震,提示小脑萎缩或小脑损伤。

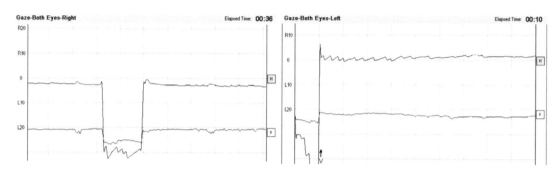

图 4-33 凝视试验(+):回缩性眼震

5. 方波急跳性眼震(square wave jerk nystagmus) 凝视试验中受试者向上、下、左、右凝视时,水平向均能记录到方波形的眼震,称为方波急跳性眼震(图4-34)。这种眼震只有在睁眼时记录到才是病理性的,同时还要排除幅度、频率、年龄等因素对测试结果的影响。异常的方波急跳性眼震提示中枢病变,定位于小脑或基底核,临床常见于橄榄体脑桥小脑萎缩、

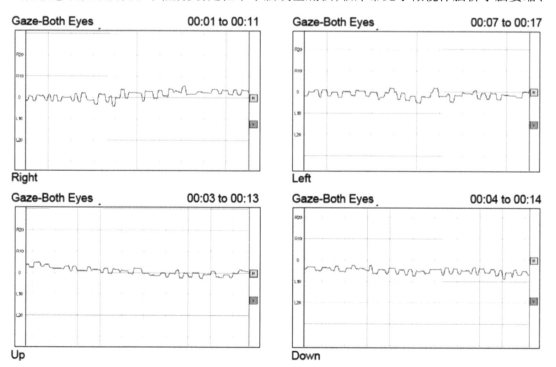

图 4-34 凝视试验(+):方波急跳性眼震

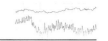

脊髓小脑变性、多发性硬化等。

6. 周期交替性眼震(periodic alternating nystagmus)　眼震每2～6分钟方向改变一次(图4-35),称为周期交替性眼震,临床难以察觉,眼震呈水平性、双眼共轭,睁眼和闭眼测试时均存在,可以是先天性的,也可以是后天性的,多为中枢性病变,常见于颅底枕颈椎关节异常、多发性硬化,也可以见于盲人、服用抗惊厥药的并发症等。后天性的周期交替性眼震使用肌松剂巴氯芬(Baclofen)可以消除。

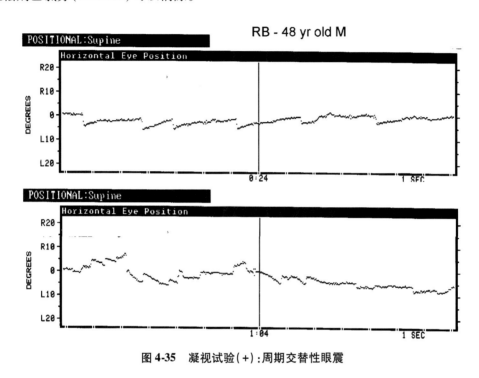

图4-35　凝视试验(+):周期交替性眼震

7. 先天性凝视眼震　一般在出生时或其后不久,家长或监护人就会注意到患儿在凝视位会有眼震,其主要特点为:①眼震快、慢相不明显,呈摆动性;②双眼共轭;③眼震为水平性或旋转性;④睁眼时眼震增强,会聚时减弱;⑤有零点:当双眼共聚在水平方向上某一特定位置时,眼震会消失,这个位置即为零点,但零点通常不在正中位(图4-36)。在计算评估其眼震强度时,要注意去除其原有的先天性眼震部分,以免误判测试结果。

8. 下跳性凝视眼震　下跳性凝视眼震指凝视试验时,仅在垂直方向记录到眼震,其快相向下(图4-37)。下跳性眼震提示中枢性病变,病变位于小脑后中线和延髓下段,临床多见于先天性小脑扁桃体下疝畸形(Arnold-Chiari 畸形)、小脑变性、脑干或小脑梗死、多发性硬化、椎基底动脉缺血(vertebrobasilar ischemia,VI)、小脑肿瘤和药物中毒等。

9. 上跳性凝视眼震　上跳性凝视眼震是凝视试验时,仅在垂直方向记录到的眼震,其快相向上(图4-38)。上跳性眼震提示延髓、前小脑蚓部的中枢性病变,临床常见于延髓或小脑梗死、延髓或小脑肿瘤、多发性硬化、小脑退行性变等,但亦可见于尼古丁的副作用、饮酒及某些药物的副作用。

(四) 自发性眼震

自发性眼震是指无视-前庭刺激时存在的前庭性眼震,由周围性或中枢性前庭传导通路

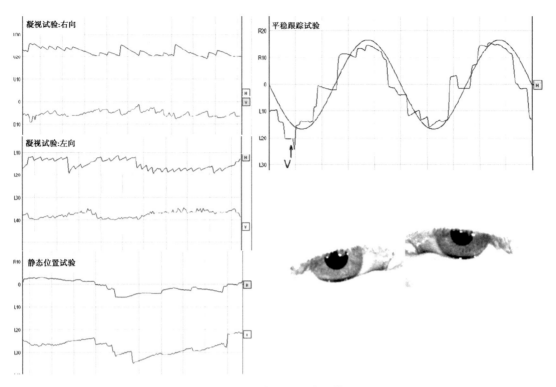

图 4-36　凝视试验(+):先天性眼震

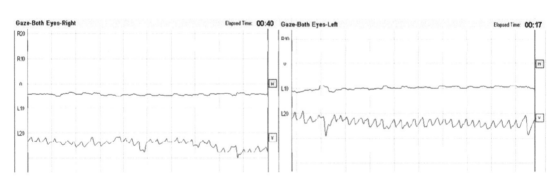

图 4-37　凝视试验(+):下跳性眼震

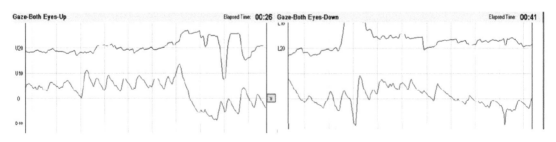

图 4-38　凝视试验(+):上跳性眼震

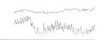

不对称所致,通常为水平性或是水平-旋转性,但是,如果伤及前、后半规管,眼震也可以是垂直-旋转性的。睁眼可以有效抑制眼震的水平和垂直成分,但对旋转性成分作用不明显。自发性眼震的强度(SPV)必须超过一定阈值方可认为是异常,其强度与症状的严重程度和静态代偿的水平呈正相关,静态代偿详见本章"五、静态位置试验"部分。

图 4-39 所示为凝视试验时,记录到的自发性眼震,其特点如下:①双眼共轭;②眼震波慢相呈线性;③眼震强度大时,睁眼和闭眼测试都能观察到,但闭眼时的强度是睁眼时的 2 倍以上,即固视指数(fixation factor,FI)>2;④改变测试位置,其眼震方向不变,强度有可能改变,当向快相侧凝视时,眼震强度更大(Alexander 定律)。

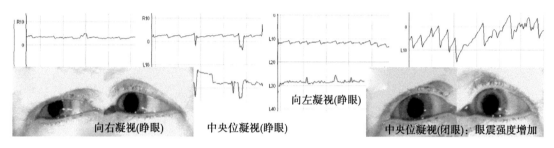

向右凝视(睁眼)　　中央位凝视(睁眼)　　向左凝视(睁眼)　　中央位凝视(闭眼):眼震强度增加

图 4-39　自发性眼震:右图示固视试验 FI>2

自发性眼震也可以出现于静态位置试验,其特点如下:①眼震强度会随头位改变而改变,可能与受试者的警醒程度或凝视方向有关(Alexander 定律);②眼震方向会随头位改变而改变,眼震方向通常为向地性(geotropic)或离地性(ageotropic)。注意如果只在一个测试位,眼震方向也会发生改变,就常常提示为非自发性眼震。

一般来说,可以根据以下原则,判断凝视试验中的自发性眼震是否为病理性的:

(1) 闭眼时的水平眼震:符合上述各项自发性眼震的特点,至少在一个头位上,VNG 记录 SPV>4°/s 或 ENG 记录 SPV>6°/s,可认为异常。

(2) 闭眼时的垂直眼震:符合上述各项自发性眼震的特点,至少在一个头位上,VNG 记录 SPV>7°/s,方可认为异常。

(3) 不管是否是真性异常,只要有自发性眼震就必须在报告中注明。

五、静态位置试验

静态位置试验的异常表现是记录到病理性位置性眼震,中枢性、周围性前庭病变均可产生病理性位置性眼震。

(一) 前庭/视动病理生理

头部位置移动,刺激周围前庭系统的迷路,信息经前庭神经传递到前庭核(中枢前庭系统),再通过两条通路:①前庭-眼反射(vestibular-ocular reflex,VOR),控制眼球运动,从而使物体在头动过程中,仍能在视觉系统中清晰成像;②前庭脊髓通路(前庭-脊髓反射,vestibular-spinal reflex,VSR),保持在头动过程中人的姿势稳定,从而保持平衡(图 4-40)。

周围前庭系统包括迷路和前庭神经,迷路由半规管、椭圆囊和球囊组成,后两者合称为耳石器(图 4-41)。前庭神经是听神经的分支,分为前庭上神经和前庭下神经。

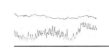

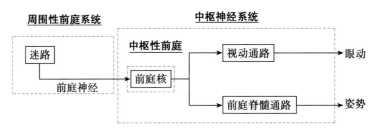

图 4-40　前庭系统构成示意图

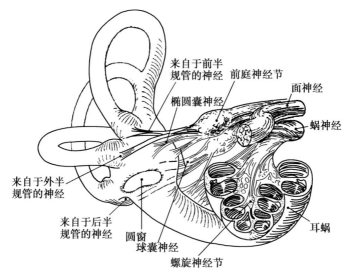

图 4-41　周围前庭系统解剖示意图

1. 前庭感受器

（1）半规管：半规管主要感受角加速度的刺激，由此引起位置感觉，反射性地产生眼球运动以及体位调节运动等。如图 4-42 所示，当头位处于静止状态时，嵴顶两侧的液压相等，壶腹嵴帽处于中间位置。在角加速度的作用下，膜性半规管内的内淋巴，因惯性作用产生逆

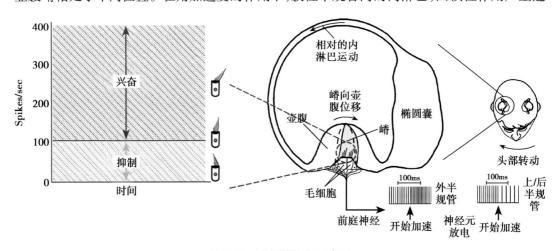

图 4-42　半规管生理示意图

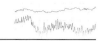

旋转方向或者顺旋转方向的流动,故壶腹嵴帽可随内淋巴的流动而倾斜位移,继之使埋于嵴帽内的感觉毛细胞纤毛倾斜偏移而刺激毛细胞,实现机械-电转换功能。当内淋巴流动停止或变为恒速运动时,壶腹嵴帽依靠其自身的弹性,逐渐恢复到正常位置,刺激亦告终止,此时即使身体仍处于恒速运动状态中,壶腹嵴帽也不会发生偏斜,也就是说,壶腹嵴帽不能感受恒速运动。

当头部向一侧转动时,双侧的半规管分别受到兴奋性和抑制性刺激,值得注意的是,兴奋性反应的动态范围(dynamic range)要比抑制性反应更大(图 4-42 左图、图 4-43),也就是说,双侧前庭核神经元兴奋性具有不对称性,其根据有三:①外半规管外淋巴向壶腹刺激大于离壶腹刺激(Ewald 定律);②单侧前庭功能损伤的患者进行甩头试验时,当头部偏向患侧时,前庭-眼反射(VOR)异常;③外半规管型 BPPV 时,患侧的眼震强度较健侧强。

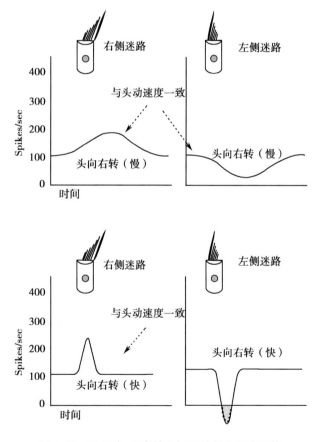

图 4-43　毛细胞:兴奋性和抑制性刺激程度不等

双侧外半规管(lateral semicircular canal,LSCC)、前半规管(anterior semicircular canal,ASCC)和后半规管(posterior semicircular canal,PSCC)分为三组,分别感受不同平面上头部运动的角加速度变化。图 4-44 所示,头部向正前方时,左、右 LSCC 为一组,最敏感的感受平面为水平向上 30°;右 ASCC、左 PSCC 为一组,最敏感的感受平面为垂直向右 45°;右 PSCC、左 ASCC 为一组,最敏感的感受平面为垂直向左 45°(图 4-44)。

(2) 耳石器:前庭内壁的顶部和前壁直到底部有一斜形骨嵴,名为前庭嵴。在前庭嵴

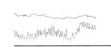

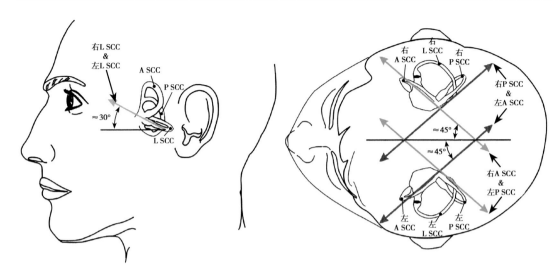

图 4-44　三组半规管及其感受平面示意图

的后面有椭圆隐窝,内含椭圆囊。在前庭嵴的前面有球状隐窝,内含球囊。椭圆囊、球囊内有耳石器(又称囊斑),可以感受水平或垂直的直线加(减)速度的变化。当人体直立时,椭圆囊斑主要感受左右方向以及前后方向直线加速度运动的刺激。球囊在这种体位时则主要感受头-足轴向直线加速度运动的刺激,以及前后方向直线加速度运动的刺激(图 4-45)。

　　当头部旋转时,头部运动的角加速度变化刺激对该旋转平面敏感的一组半规管,使其中之一产生兴奋性反应,相对的另一半规管产生程度略低的抑制性反应。双侧前庭核神经元

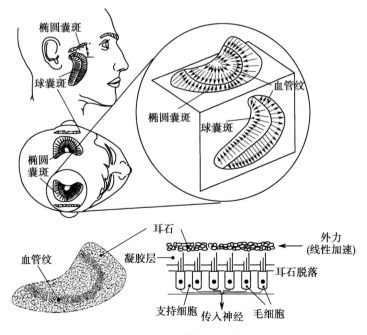

图 4-45　耳石器位置示意图

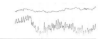

兴奋性不对称刺激中枢神经系统,产生眼动,移动方向与头部转动的方向相反。

如图 4-46 所示,当头在水平方向上,向左转动时,使左侧 LSCC 兴奋,右侧 LSCC 抑制,兴奋刺激强于抑制侧,这种不对称被中枢神经系统理解为"头部在向兴奋侧转动",并且作为 VOR 系统的启动信号,使眼球向相反方向(右侧)缓慢运动。头部转动持续进行,就会诱发眼震,眼动时间要比前庭神经活动时间长。要想观察到这种眼震,必须闭眼测试,同时要求受试者要保持觉醒状态。

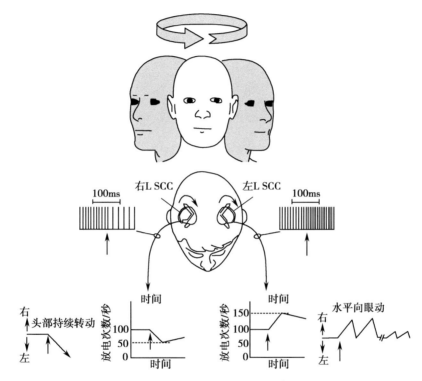

图 4-46 头部持续在水平方向转动时前庭/视动示意图

如图 4-47 所示,当头部在垂直方向旋转时,后半规管或前半规管受刺激,产生 BPPV 型眼震,为垂直-旋转型眼动。

冷热试验的标准体位仰卧位、头前倾 30°时,双侧外半规管位于垂直平面,如图 4-48 上图所示,此时热刺激导致兴奋性反应,冷刺激导致抑制性反应,眼震遵循 COWS 原则。俯卧位时(图 4-48 下图),冷、热刺激产生相反的反应。

(3)前庭的血供:图 4-49 为外周前庭的血供示意图,各种原因导致前庭缺血,超过 30 分钟,就有可能产生永久性前庭损伤。

2. 单侧前庭损伤的影响 单侧周围性前庭损伤主要产生两种后果:①静态损伤表现为急性的眩晕症状,是由于损伤侧前庭神经张力降低或丧失所致,其结果是造成前文所述的不对称;②动态损伤表现为头部运动时视觉模糊,产生原因是损伤侧的兴奋性和抑制性反应都降低或丧失,从而使眼动和头动失匹配。

周围性前庭损伤常见部位是毛细胞和前庭神经,前者见于感染、缺血、外伤、代谢因素和中毒,后者见于感染、肿瘤和中毒。

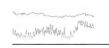

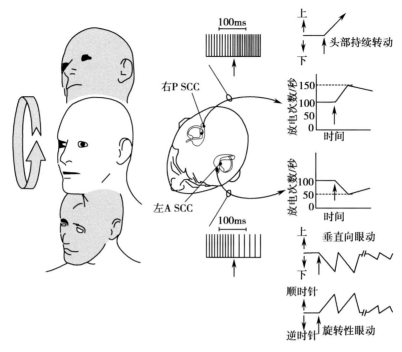

图4-47 头部持续在垂直方向转动时前庭/视动示意图

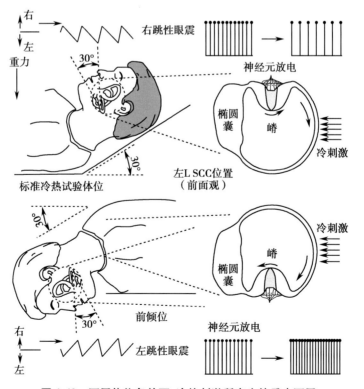

图4-48 不同体位条件下,冷热刺激所产生的反应不同

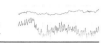

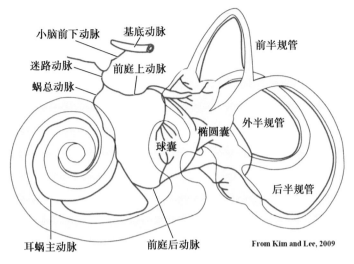

图 4-49　前庭血供示意图

（1）急性外半规管（LSCC）损伤：LSCC 损伤时，产生水平性眼震，偏向健侧。如图 4-50 所示，右侧 LSCC 急性损伤，产生左跳性眼震。

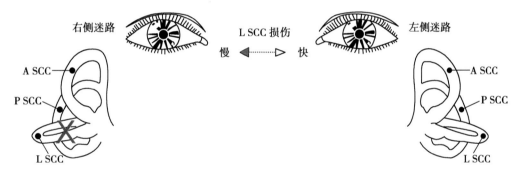

图 4-50　右侧 LSCC 损伤示意图

（2）急性前半规管（ASCC）损伤：急性 ASCC 损伤时，产生垂直性眼震（上跳性眼震）和旋转性眼震（偏向健侧）（图 4-51），眼震类似于对侧 PSCC 型 BPPV 患者进行 Dix-Hallpike 测

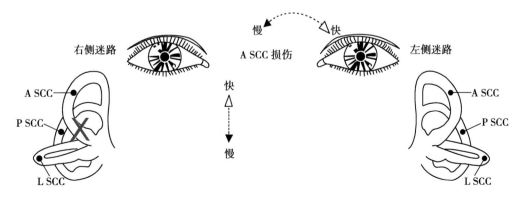

图 4-51　右侧 ASCC 损伤示意图，眼震类似于左侧 PSCC 进行左向 Dix-Hallpike 测试诱发的眼震

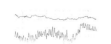

试时的表现。

（3）急性后半规管（PSCC）损伤：急性 PSCC 损伤时，产生垂直性眼震（下跳性眼震）和旋转性眼震（偏向健侧）（图4-52）。

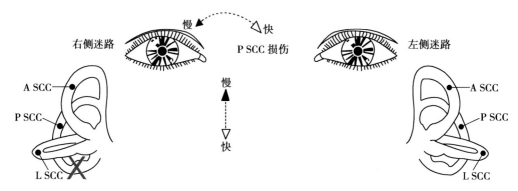

图4-52 右侧 PSCC 损伤示意图

（4）耳石器损伤：耳石器损伤时，双眼产生张力性旋转性眼震，偏向患侧（图4-53）。

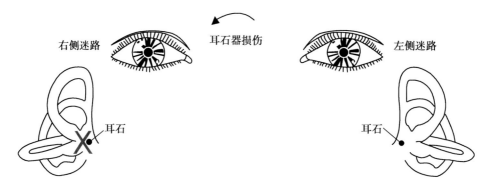

图4-53 右侧耳石器损伤示意图

（5）单侧迷路合并前庭神经损伤：单侧迷路和前庭神经损伤所产生的症状，是上述各半规管和耳石器损伤症状的总和。此时，前、后半规管病变所致眼震的垂直成分相互抵消，无上跳性眼震和下跳性眼震，仅出现水平方向的旋转性眼震，呈水平-旋转性眼震，方向偏向健侧（图4-54）。

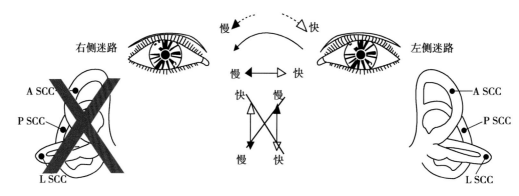

图4-54 右侧迷路和前庭神经合并损伤示意图

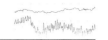

3. 前庭损伤代偿机制

（1）单侧周围性前庭损伤：急性单侧前庭损伤时，眼震电图或眼震视图检查示损伤侧半规管轻瘫（UW），闭眼时有强烈的自发性眼震，睁眼时有残余的眼震。

以右侧急性前庭损伤为例（图4-55），右侧前庭损伤时，同侧前庭核神经元活性降低，导致双侧神经元活性不对称，由此产生左跳性眼震，并触发前庭代偿机制。代偿过程共分为以下4个步骤，其中步骤1~步骤3为静态代偿过程，步骤4为动态代偿。人类的静态代偿通常是自发产生的。无论是突发性前庭损伤还是渐进性前庭损伤，其康复均离不开静态代偿机制的作用。此外，当前庭病变相对稳定时，静态代偿机制发挥的作用最大。

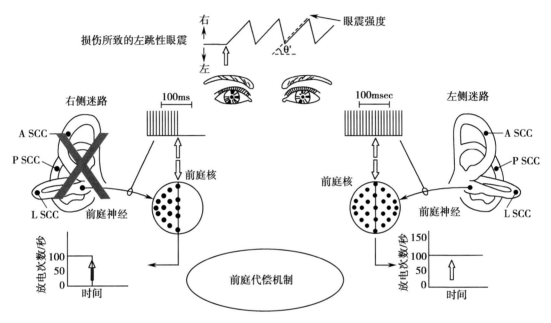

图4-55 右侧前庭损伤触发前庭代偿（左跳性眼震）

前庭代偿步骤1：健侧前庭核神经元兴奋性降低——"钳制"（clamping）。如图4-56所示，右侧前庭核神经元活性消失后数小时到数天，左侧神经元活性也被钳制，眼震强度减弱。眼震电图或眼震视图检查示冷热试验UW，闭眼时自发性眼震（+）。

前庭代偿步骤2：患侧前庭核神经元活性开始恢复，同时健侧"钳制"作用减弱。如图4-57所示，前庭损伤后数天，右侧前庭核神经元活性开始恢复，左侧神经元所受的"钳制"作用减弱。眼震电图或眼震视图检查示冷热试验UW，闭眼时自发性眼震（+）。

前庭代偿步骤3：患侧前庭核神经元活性完全恢复，健侧取消"钳制"。右侧前庭核神经元活性完全恢复后，左侧神经元所受的"钳制"作用也随之消除，患者无眩晕，眼震消失或强度极弱（图4-58）。眼震电图或眼震视图检查示冷热试验UW，闭眼测试无自发性眼震（或极微弱）。步骤3发生于伤后1~3个月。人类的静态代偿是自发产生的，和前庭刺激是突发的还是逐步发生的无关，所以听神经瘤的患者常常无眩晕主诉。静态代偿对稳定的前庭损伤最为有效，所以反复发作的梅尼埃病患者，其代偿不如那些非波动性内耳病的患者。

如果患侧神经元在前庭代偿步骤1时突然恢复活性，此时健侧神经元活性仍被"钳制"，造成健侧弱而患侧强，患者出现反向的恢复性眼震（recovery nystagmus）（图4-59），常见于梅

111

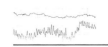

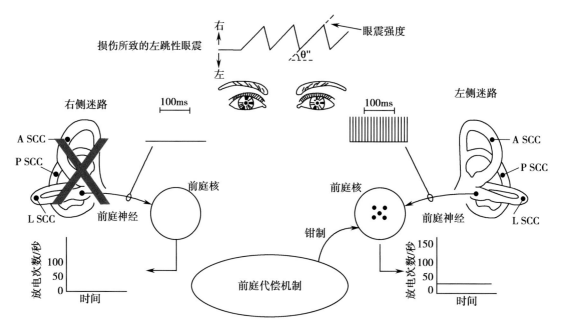

图 4-56 前庭代偿步骤 1：右侧前庭核神经元活性消失，左侧神经元活性被"钳制"，自发性眼震（+）

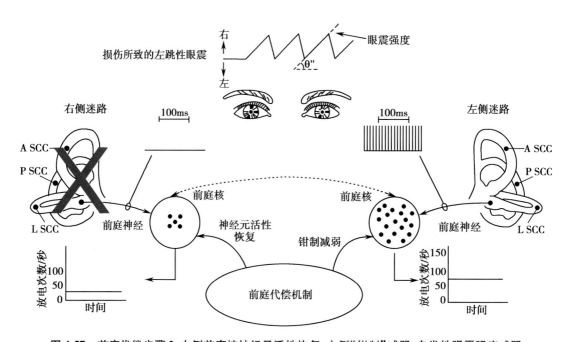

图 4-57 前庭代偿步骤 2：右侧前庭核神经元活性恢复，左侧"钳制"减弱，自发性眼震强度减弱

112

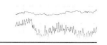

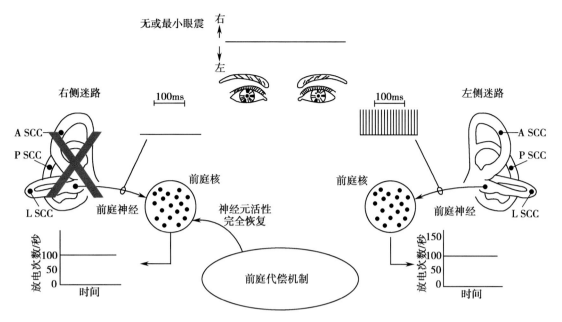

图 4-58 前庭代偿步骤3:右侧神经元活性完全恢复,左侧"钳制"取消,患者无眼震

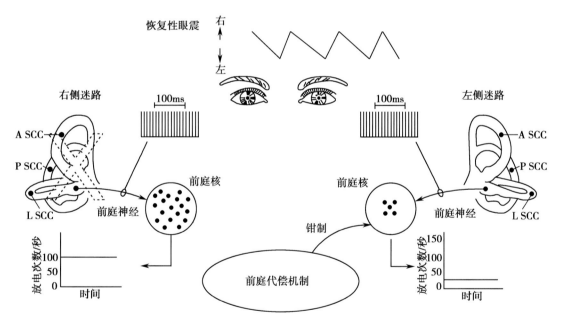

图 4-59 恢复性眼震:右侧神经元在左侧"钳制"期恢复活性,造成左侧反应反而比右侧弱,出现右跳性眼震

尼埃病(Meniere's disease,MD)患者。

前庭代偿步骤4:动态代偿。前庭静态代偿持续作用,使前庭通路重新调整,达到一个新的平衡点,这一过程称为动态代偿。动态代偿前、后的眼震电图或眼震视图测试结果相同(图4-60)。

(2)双侧周围性前庭损伤

113

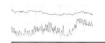
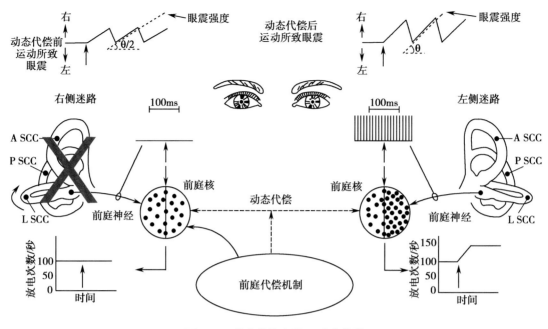

图 4-60　前庭代偿步骤 4：动态代偿

1）对称性双侧周围性前庭损伤：双侧周围前庭同时有损伤，且损伤程度相等（图 4-61），患者临床表现为站立不稳和振动幻视（oscillopsia），后者指患者看东西觉得都在前后摆动、急剧跳动或摇晃，发生于多发性硬化时。但是，这类病人常常不表现为眩晕，自发性眼震（-）。眼震电图或眼震视图检查示双侧管麻痹（bilateral caloric weakness，BW），需结合甩头试验（head impulse test，HIT）或转椅试验等其他测试进一步确认。双侧对称性周围前庭损伤的代偿机制复杂，而且通常只能做到不完全代偿。

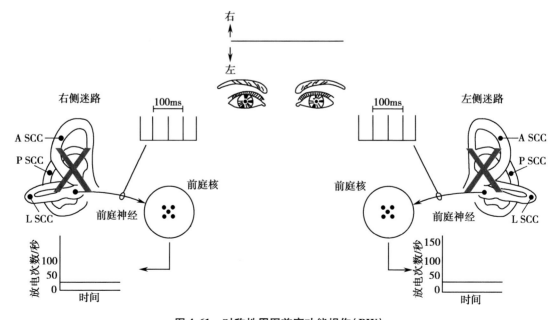

图 4-61　对称性周围前庭功能损伤（BW）

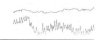

2）非对称性双侧周围性前庭损伤：双侧外周前庭都有损伤，但损伤程度不等（图 4-62）。眼震电图或眼震视图检查示单侧管麻痹（UW）、双侧管麻痹（BW），甚至无 UW，闭眼时自发性眼震（+）。双侧非对称性周围性前庭损伤的代偿主要取决于残余的前庭功能情况，通常效果不佳。

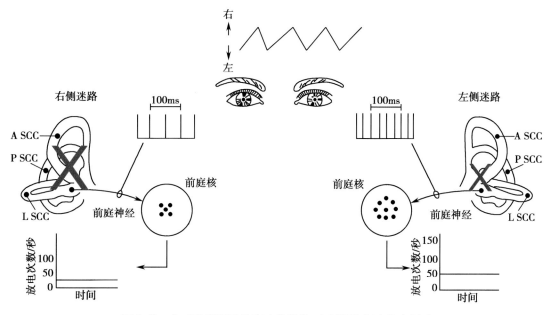

图 4-62　非对称性周围前庭功能损伤，右侧损伤程度较左侧重

（3）中枢性前庭损伤：中枢性前庭损伤时，双侧前庭核神经元活性不对称，但前庭感受器功能正常（图 4-63）。这种不平衡可以是静态的，也可以是动态的，静态不平衡导致闭眼

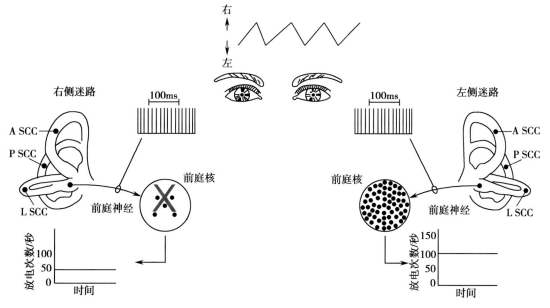

图 4-63　中枢性前庭损伤：右侧前庭核神经元活性减弱，左跳性凝视性眼震（+），左跳性位置性眼震（+），冷热试验无 UW

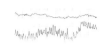

测试自发性眼震(+)。动态不平衡由于增益不对称,导致冷热试验出现优势偏向(directional preponderance,DP)。

综上所述,单侧迷路或前庭神经的稳定性损伤时,例如迷路炎、前庭神经炎等,冷热试验呈单侧前庭功能损伤的表现。在急性发作期,闭眼时有明显的自发性眼震,眼震方向偏向健侧,如果眼震强度较大,睁眼时也可以观察到。在慢性期,闭眼和睁眼时无眼震或眼震强度较弱。

单侧波动性周围前庭损伤时,例如梅尼埃病,急性发作期其测试结果类似于急性迷路炎,眼震方向偏向患侧(恢复性眼震),几周后,MD 症状可以消除,测试结果也恢复正常,但是前庭功能呈进行性损伤。

双侧前庭功能损伤时,例如使用耳毒性药物,冷热试验示 BW,但必须和其他测试项目如甩头试验、转椅试验的结果相结合进行判断。闭眼时,不一定有自发性眼震,取决于每一侧的损伤程度。

多种病因所致的中枢性前庭功能损伤时,闭眼时有自发性眼震。静态损伤时冷热试验通常无异常,动态损伤时冷热试验示优势偏向(DP)。

(二) 静态位置试验异常结果及其临床意义

静态位置试验的异常结果是记录到位置性眼震,主要有以下几种具体情况:

1. 位置性水平性眼震　静态位置试验记录到的水平性眼震可以是生理性的,也可以是病理性的,判断原则如图 4-64 所示。

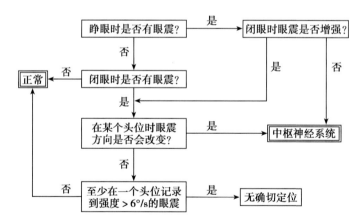

图 4-64　静态位置试验病理性水平性眼震的判断原则

(1) 自发性眼震:任何头位时眼震方向和强度不变,固视抑制(+),如图 4-65 所示。

(2) 位置性眼震:头位改变时,方向不变,眼震强度改变,固视抑制(+),如图 4-66 所示。

(3) 向地性改变:如图 4-67 所示,在仰卧、右耳向下位测试,记录到右跳性眼震,位置改变为仰卧、左耳向下位时,记录到左跳性眼震,固视抑制(+),眼震方向始终向地。

(4) 离地性改变:如图 4-68 所示,在仰卧、右耳向下位测试,记录到左跳性眼震,位置改变为仰卧、左耳向下位时,记录到右跳性眼震,固视抑制(+),眼震方向始终离地。

上述(1)~(4)项异常,提示周围性或中枢性前庭损伤,虽然无确切定位,但可以结合其他定位测试(如冷热试验),作为支持诊断,提供必要的临床信息。

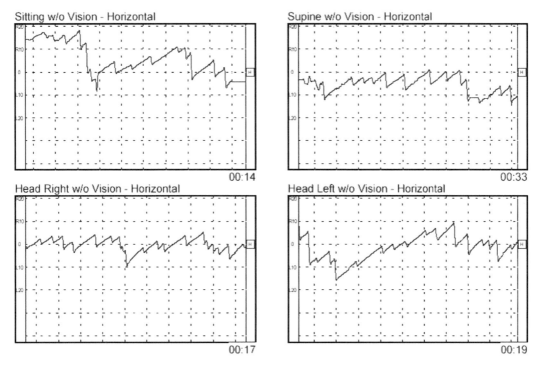

图 4-65　静态位置试验结果:自发性眼震

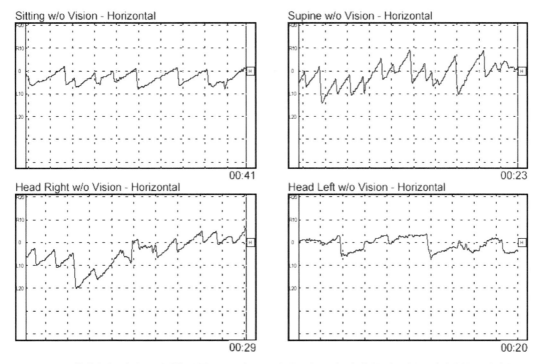

图 4-66　静态位置试验:位置性眼震(+)。闭眼(消除固视)时,在坐位、仰卧位、头左侧位、头右侧位时,均记录到眼震,**SPV>6°/s**,眼震强度在仰卧位时最强,头左位时最弱

117

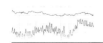

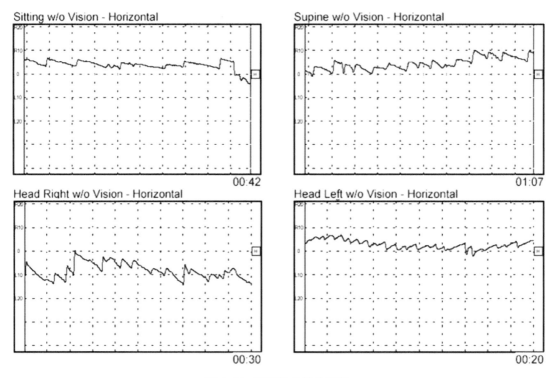

图 4-67　眼震的向地性改变

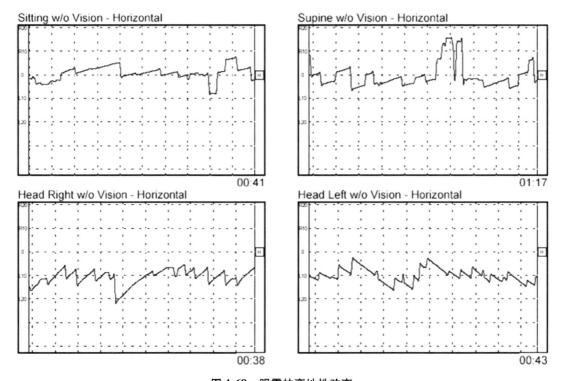

图 4-68　眼震的离地性改变

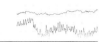

2. 位置性酒精性眼震 酒精能对前庭系统的功能产生影响,静态位置试验可记录到特定的眼震——位置性酒精性眼震(positional alcohol nystagmus,PAN)(图4-69)。饮酒后2~6小时,体内酒精浓度达到最高峰,此时右耳向下时眼动向右,左耳向下时眼动向左,即眼动方向与头偏的方向相同,称为位置性酒精性眼震Ⅰ(PAN Ⅰ)。随着时间的延长,至饮酒后12~48小时,体内酒精浓度逐渐降低,可观察到与PANⅠ方向相反的眼震——位置性酒精性眼震Ⅱ(PAN Ⅱ)。两种位置性酒精性眼震均是酒精对前庭系统作用的结果,除此之外,酒精还可导致水平方向凝视性眼震,这就是在进行眼震电图和眼震视图检查时,要求受试者至少禁酒48小时的原因。

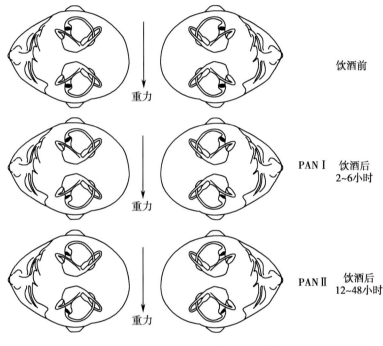

图4-69 位置性酒精性眼震示意图

3. 方向改变性眼震 如图4-70所示,静态位置试验记录到方向改变性眼震:在仰卧、右耳向下位、闭眼时,记录到右跳性眼震,约1分钟后变为左跳性眼震,睁眼时眼震消失。这种

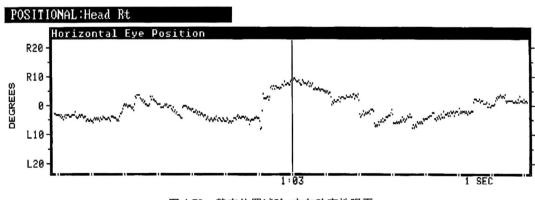

图4-70 静态位置试验:方向改变性眼震

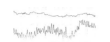

只在一种头位出现的方向改变性眼震,常提示中枢性前庭病变。

4. 垂直性眼震　静态位置试验记录到的垂直性眼震有上跳性眼震(图4-71)和下跳性眼震,固视抑制(+)。

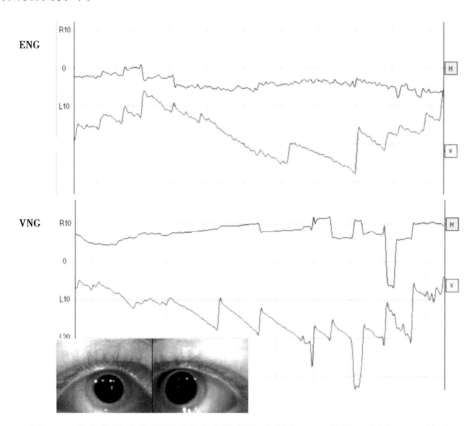

图4-71　静态位置试验:闭眼时有上跳性眼震,上图为 ENG 结果,下图为 VNG 结果

垂直性眼震由于干扰较大,测试条件限制,通常只有用 VNG 才能记录到。睁眼测试时,只要有垂直性眼震即为异常,提示中枢病变。闭眼时记录到的垂直性眼震,要做具体分析:①正常人常见有上跳性眼震;②一般来说,SPV>7°/s 可视为异常,但临床意义不明;③判断异常时,要排除交叉干扰(crosstalk)。图4-72 为垂直性眼震测试结果判断原则示意图。

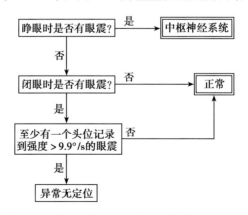

图4-72　静态位置试验垂直性眼震的判断原则

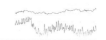

六、动态位置试验

BPPV 是头部移动到某一特定位置时出现的短暂眩晕,患者眩晕症状明显,但一般不会伴有听力减退、耳鸣等其他耳部症状。BPPV 发病率较高,占门诊眩晕病人的 20% ~ 25%,常见于老年人和头部外伤、内耳疾病和偏头痛患者,也可以为特发性。

BPPV 是由于椭圆囊斑耳石膜上的耳石颗粒脱落,进入半规管,干扰内淋巴的正常流动所致。1969 年 Schuknecht 提出 BPPV 产生的原因是颗粒(耳石碎片)黏附在后半规管壶腹嵴顶,称嵴顶结石症(cupulolithiasis)。1980 年 Epley 提出半规管结石症(canalithiasis)理论,认为半规管腔内也可有颗粒漂浮,并且后、外、前三个半规管均可受累。目前已认识到嵴顶结石症和半规管结石症均可在后、外、前半规管发生,但主要以后半规管型 BPPV 最常见,且管结石症的发生率高于嵴结石症。

(一)异常结果及其临床意义

1. **BPPV 型眼震** 当头位变换到特定位置时,有短暂的眩晕,持续数秒,称为良性阵发性位置性眩晕(BPPV),又名耳石症。患者除强烈的眩晕外,无其他症状。多见于老年人,高发年龄段是 50 ~ 70 岁,一年内复发率可达 30%。常见病因为:特发性(50% ~ 70%)、外伤、内耳病的并发症。BPPV 是由于耳石颗粒脱落所致,90% 以上脱落于半规管(管结石症),不到 10% 脱落于壶腹嵴(嵴结石症)。BPPV 多为单侧(95% 以上),不到 5% 为双侧的,双侧 BPPV 多因外伤所致。

动态位置试验(Dix-Hallpike)、侧卧位试验(sidelying)、滚转试验(roll test)观察到 BPPV 型眼震(图 4-73),其眼震特点是:①潜伏期,管结石症眼震常发生于激发头位后数秒至数十秒,嵴帽结石症常无潜伏期旋转性眼震;②时程,管结石症眼震时程短于 1 分钟,而嵴帽结石

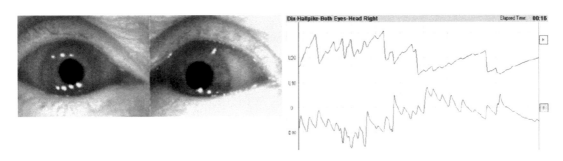

图 4-73 BPPV 旋转性眼震:垂直和水平方向均有眼震,但瞳孔无位移

症时程长于 1 分钟有延迟;③强度,管结石症呈渐强–渐弱改变,而嵴帽结石症可持续不衰减短暂;④疲劳性,多见于后半规管 BPPV。

通常根据其快相的方向不同,将旋转性眼震方向分为两种:快相朝向受试者左耳(图 4-74 上图)、快相朝向受试者右耳(图 4-74 下图)。

进行动态位置试验时,应注意测试者观察旋转性眼震的角度对测试结果的影响:如果操作者从与受试者头部垂直的方向向下观察,只能看到眼震的垂直成分;从与受试者头部水平

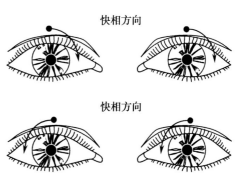

图 4-74 旋转性眼震方向示意图

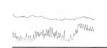
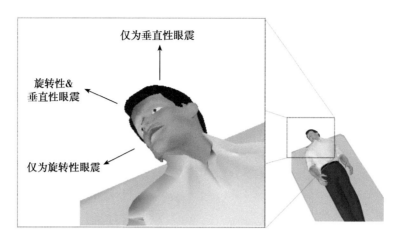

图 4-75　操作者观察角度对眼震方向的影响

的方向观察,则只能看到眼震的水平成分。只有当操作者在水平向上约 45°观察时,才能同时观察到垂直-旋转性眼震(图 4-75)。

2. 受累半规管的判断　在三组半规管中,后半规管最常受累,占半规管病变总数的 90% 以上,其次为外半规管和前半规管(表 4-2)。

表 4-2　半规管受累情况统计

半规管	Fife(1995)	Honrubia 等(1999)	Korres 等(2002)
后半规管	90%	93%	90%
前半规管	4%	2%	2%
外半规管	6%	3%	8%
混合性	—	(2%)	—

表 4-3、表 4-4 示受累半规管与 Dix-Hallpike 试验旋转性眼震的关系,据此可以帮助定位受累的半规管。

表 4-3　根据右侧 Dix-Hallpike 判断受累半规管

受累半规管	坐位→仰卧位时的眼震	仰卧位→坐位时的眼震
右后半规管	上跳-右转	下跳-左转
左前半规管	下跳-左转	上跳-右转

表 4-4　根据左侧 Dix-Hallpike 结果判断受累半规管

受累半规管	坐位→仰卧位时的眼震	仰卧位→坐位时的眼震
左后半规管	上跳-左转	下跳-右转
右前半规管	下跳-右转	上跳-左转

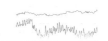

有时,由于半规管的解剖变异,或者移动不只局限于此半规管平面,可能会导致双侧 BPPV 的假阳性,此时,患侧反应常常较为强烈,因此只需按反应强烈侧进行复位,症状即可缓解。

3. 管结石症和壶腹嵴帽结石症眼震的区别 管结石症和壶腹嵴帽结石症眼震的区别见表4-5。

表4-5 管结石症眼震和壶腹嵴帽结石症眼震的区别

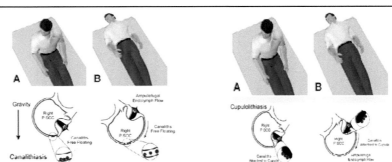

	管石症	峰石症
潜伏期	有	少
持续时间	短	长

4. 外半规管型 BPPV 侧别判断 外半规管型 BPPV 可以使用以下三种方法判断侧别:①眼震强度:水平向地性眼震中诱发眼震强度大、持续时间长的一侧为患侧,水平离地性眼震中诱发眼震强度小、持续时间短的一侧为患侧;②"坐位至仰卧位"测试时,受试者的眼震有助于我们判断损伤侧(表4-6);③大约70%的外半规管型 BPPV 患者在头位向上时,有自发性眼震,方向偏向健侧。

表4-6 外半规管损伤侧别判断

滚转试验	坐位至仰卧位
向地性眼震(管石症)	眼震偏向健侧
离地性眼震(峰石症)	眼震偏向患侧

5. 静态位置性眼震和 BPPV 型眼震的区别 只要头位保持在特定位置,静态位置性眼震将会持续存在,而 BPPV 眼震是由头位变换到某一特定位置诱发的,而且是短暂的。

6. Dix-Hallpike 眼震无旋转成分 Dix-Hallpike 试验有时只观察到眼震的垂直成分或水平成分:其中单纯的垂直性眼震,不考虑是 BPPV;单纯的水平性眼震,考虑加测 Roll 试验。

(1)下跳性眼震:常为双侧,持续时间比 BPPV 型眼震长,患者常无真性眩晕主诉,提示中枢病变,部位在颅后窝,意义同凝视试验中下跳性眼震(图4-76)。

(2)水平性眼震:Dix-Hallpike 试验引出的短暂性眼震仅有水平成分,通常提示外半规管型 BPPV,此时建议进行 Roll 试验(见图3-43)。外半规管管石症(图4-77)可见向地性眼震,向患侧增强(见图3-47中图);外半规管峰石症可见离地性眼震(图4-78),向健侧增强(见图3-47下图)。

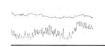

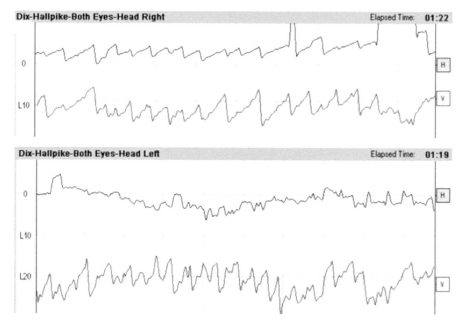

图 4-76 Dix-Hallpike：下跳性眼震

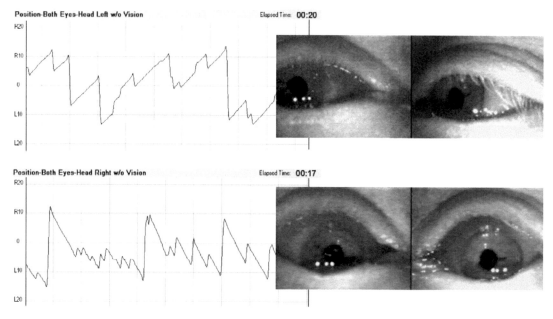

图 4-77 Roll 试验：外半规管型 BPPV（管石症）

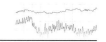
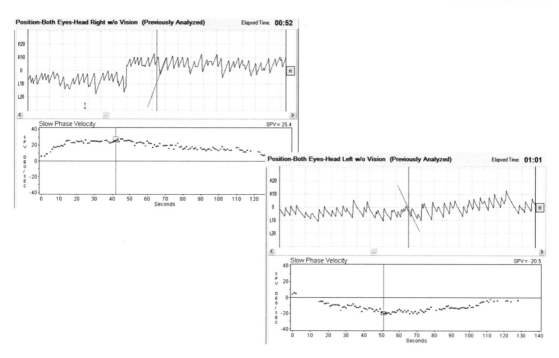

图 4-78　外半规管型 **BPPV**（嵴石症）：上图示头右转时左跳性眼震（＋），下图示头左转时右跳性眼震（＋），因此为离地性眼震

（二）BPPV 手法复位

根据受累的半规管不同，BPPV 的复位方法也不相同（表 4-7）：①后／前半规管受累：采用 Epley 耳石复位法（canalith repositioning maneuver，CRM）或 Semont 解脱复位法（liberatory maneuver），还可以根据具体情况，考虑是否有必要教会患者做 Brandt-Daroff 习服训练，让其在家自行练习，每日数次，直到连续两天无眩晕发作；②外半规管受累：采用改良式 CRM（滚转法）复位，根据复位的具体情况决定是够有必要合并 Brandt-Daroff 习服训练。

表 4-7　BPPV 复位方式的选择

受累半规管	管石症	嵴石症
后半规管	CRM	CRM（可合并使用振动器）
	Semont 解脱复位法	Semont 解脱复位法
	Brandt-Daroff 习服训练	Brandt-Daroff 习服训练
前半规管	CRM	CRM（可合并使用振动器）
	Semont 解脱复位法（转头）	Semont 解脱复位法（转头）
	Brandt-Daroff 习服训练	Brandt-Daroff 习服训练
外半规管	改良 CRM	改良 CRM（可合并使用振动器）
	Brandt-Darof 习服训练	Brandt-Daroff 习服训练

1. Epley 耳石复位法　图 4-79 所示为右侧 CRT 的操作步骤（A→E），每一个体位变换后，都要仔细观察受试者有无诱发出旋转性眼震，如有，需耐心等待眼震消失后再测试下一个体位：

（1）体位 A 和 B：同 Dix-Hallpike（偏向患侧）。

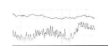
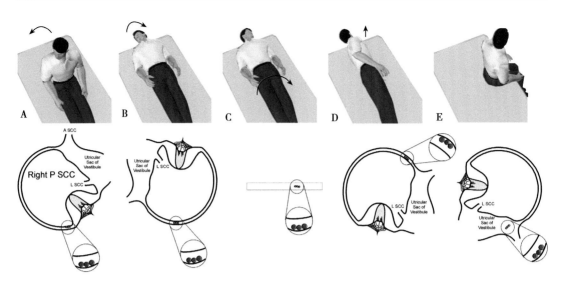

图 4-79　右后半规管型 BPPV 手法复位：CRM

（2）体位 C：头部向对侧转动 90°。

（3）体位 D：身体转动 90°，注意保持头部与躯干角度不变，观察是否有继发性眼震。

（4）体位 E：眼震平息后，回到坐位，头部与躯干角度不变，保持 60 秒以上。

在 CRM 过程中，如果眼震方向反转，可能系耳石向错误的方向移动所致，应立即停止当时的操作，重新开始 CRM。反复的眼震方向翻转，提示 CRM 复位效果不好。

在 CRM 过程中，症状严重，眼震持续存在，提示耳石卡在半规管中，必要时考虑使用振动器，可以将振动器置于同侧乳突部位，帮助耳石脱离。振动器还常常用于嵴石症的复位。

CRM 完成后，如果需要复查 Dix-Hallpike，考虑其疲劳性，复查应安排在一周后进行。

双侧 BPPV 时，选择反应强烈侧进行复位，如有必要，间隔两周安排对侧的复位。

复位后，只需避免剧烈头部运动即可，无须其他特别处理。

一般 CRM 一次复位的成功率超过 90%，所以最多两次复位即可，每次间隔 20 分钟以上，避免疲劳性。复位成功后，由于耳石对半规管内壁的损伤，所以部分患者仍会有站立不稳，但没有视物旋转，对症治疗一段时间后症状会缓解。

2. Semont 解脱复位法　图 4-80A→D 所示为右后半规管型 BPPV 的 Semont 解脱复位法操作步骤。

（1）体位 A 和 B：体位同侧卧位测试（sidelying maneuver），头偏向健侧，身体向患侧移动。

（2）体位 C：迅速将身体倒向对侧。

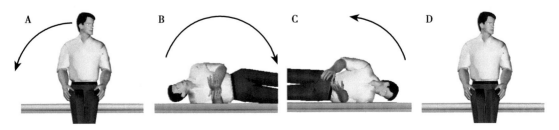

图 4-80　右后半规管型 BPPV 手法复位：Semont 解脱复位

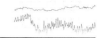

（3）体位 D：反应平息 60 秒以上，回到坐位。

整个过程中，注意始终保持头部和躯干所成角度不发生改变。Semont 解脱复位法动作幅度较大，一般只用于 CRM 复位不成功的患者。

3. 前半规管型 BPPV 的复位　最常用的是 Yacovino（又称深悬头）手法（图 4-81）。做这种复位时，由于要极度拉伸颈部，所以正式测试前要注意多加练习。对双侧前半规管型 BPPV 均有效。头部要持续在体位 B 数分钟以上，并且可以向两侧转动头部。根据复位时实际情况，有时可以直接从体位 B 变换到 D，无须经过体位 C。

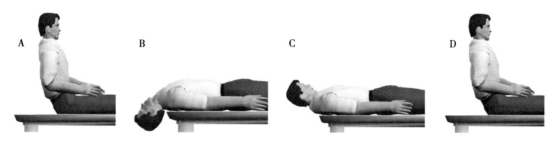

图 4-81　前半规管型 BPPV 手法复位：深度 Dix-Hallpike

4. Brandt-Daroff 习服训练　一般作为手法复位不成功时的补充方法，见图 4-82。可以要求患者每天进行 2～3 组，每组要求完成一个完整的操作过程 5～10 次，10 天为一个疗程。如果出现麻木、复视等神经系统症状，立即停止训练。对于外半规管型 BPPV，Brandt-Daroff 习服训练要注意在其外半规管平面进行方能有效。

（1）体位 A：坐位，头向一侧偏转 45°。

（2）体位 B：躯体向头部转动方向的对侧倾倒，保持头部和躯干所成角度不变，停留在 B 位置 30～60 秒或等症状完全平息。

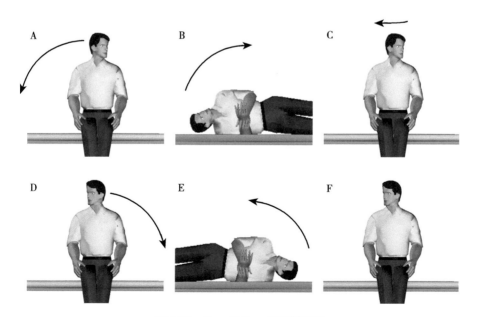

图 4-82　Brandt-Daroff 习服训练

（3）体位 C：回到坐位，停留 30 秒左右，然后将头部转向对侧 45°，在反方向做倾倒，体位见图 4-82E、F。

5. 外半规管型 BPPV 复位——改良 Epley 耳石复位法　图 4-83 所示为改良 CRM（滚转法）进行右侧外半规管型 BPPV 手法复位的操作。

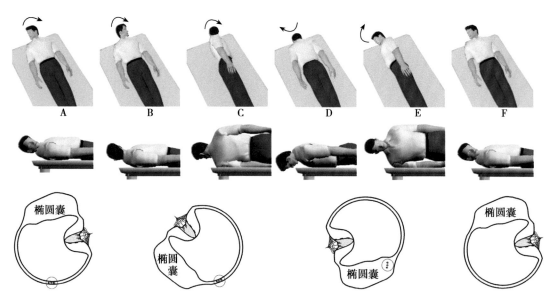

图 4-83　改良 CRM（滚转法）

（1）体位 A：平躺，头部向患侧偏转 45°。

（2）体位 B：缓慢向对侧转动头部 90°。

（3）体位 C：缓慢向对侧转动身体 90°，头部和躯干角度保持不变。

（4）体位 D：俯卧位，头部需保持向下呈 30°。

（5）体位 E：继续转动 90°，头部回到起始位置。

（6）体位 F：继续转动身体 90°，保持头部平面。

6. 手法复位并发症　BPPV 手法复位常见的并发症有：

（1）颗粒转移：耳石颗粒从原病变部位转移到其他半规管，或管结石症转移为嵴石症。此时，需根据 BPPV 类型的改变及时调整手法。

（2）颈部僵直、肌肉痉挛：复位开始前，可以让患者适度放松肌肉。

（3）强烈的眩晕和恶心：如果症状非常强烈，可以考虑在复位前服用前庭抑制剂，也可以等候 2 天，待症状减轻后再行复位治疗。

（4）复位刚完成时有踏空感：扶好患者，避免发生跌倒意外，等患者眩晕完全缓解后才能让其离开。

（5）颅内病变：如果两次复位后效果仍然不好，患者有重度恶心、眩晕，要注意排除颅内病变，如颅后窝病变。

七、双耳变温冷热试验

双耳变温冷热试验的异常值如下：①双侧反应减弱（BW）：指左、右耳总反应均<6°/s，即 RC+RW<6°/s 且 LC+LW<6°/s（注：此时 RC、RW、LC、LW 的 SPV 均取绝对值）；②｜UW

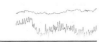

%丨>25%(动态范围20%~30%);③丨DP%丨>30%(动态范围25%~50%);丨BS丨>6°/s（VNG为4°/s）,丨GA%丨>25%;④固视抑制(-),FI>60%;⑤反应过强:右侧总反应>140°/s或左侧总反应>140°/s。

1.半规管轻瘫(unilateral weekness,UW)或称单侧管麻痹或(canal paresis,CP)如图4-84示,临床无自发性眼震,见于前庭损伤的静态代偿期或慢性周围性前庭功能损伤。

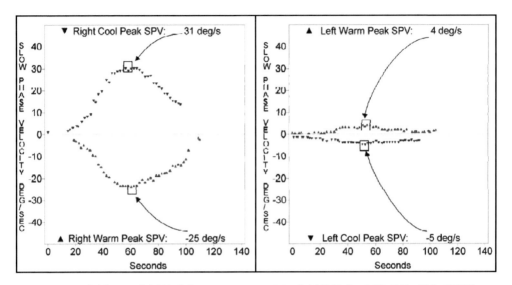

图4-84 左侧UW:右侧总反应=RC−RW=56°/s,左侧总反应=LW−LC=9°/s,UW%=(56−9)/(56+9)×100%=72%(左)

图4-85所示UW为急性前庭功能损伤失代偿期的改变,闭眼时眼震明显。
UW提示反应减弱侧外半规管或传入通路病变,后者包括从末端前庭感受器到脑干的

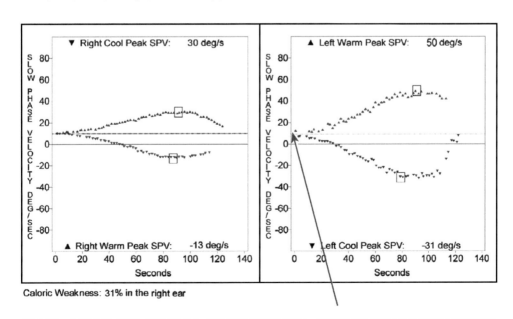

图4-85 右侧UW:闭眼、仰卧位测试,红色箭头所指为测试一开始就有左跳性眼震,同时有基线漂移

传入区域,此处急性和慢性损伤的常见病因不同。

（1）急性前庭功能损伤:常见于病毒性或细菌性迷路炎和前庭神经炎的急性期、梅尼埃病发作期、前庭震荡、前庭缺血。

（2）慢性前庭功能损伤:常见于病毒性或细菌性迷路炎和前庭神经炎的慢性期、梅尼埃病进行期、前庭神经瘤、听神经瘤。

中枢性病变如多发性硬化,影响单侧前庭神经传入区域,也会导致 UW,但同时会伴有其他中枢症状。

2. 优势偏向（directional preponderance,DP） 分析 DP 的时候,要注意分析其产生的具体原因是基线漂移（baseline shift）还是增益不对称（gain asymmetry）（图 4-86）。

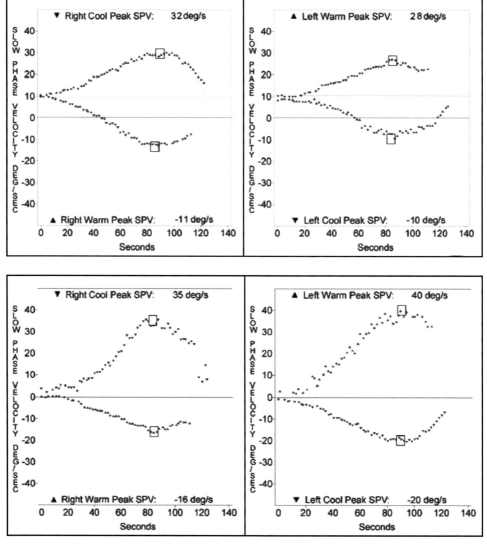

图 4-86 上图 DP%=48%（偏左）,BS=10°/s,GA=0°/s,因此 DP 产生的原因是基线漂移。下图 DP%=35%（偏左）,BS=0°/s,GA=35°/s（左）,因此 DP 产生的原因是增益不对称,后一种情况较为罕见

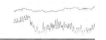

　　DP 提示周围性或中枢性前庭病变,但无确切定位。DP 可由先天性因素造成,如在仰卧位测试,自发性眼震会导致冷热反应中出现基线漂移,产生 DP。DP 也可以由于前庭核中次级神经元对传入信号的增益不对称造成,将 DP 计算公式中的自发性眼震成分去除,即可计算出 GA 的数值。

　　3. 双侧半规管轻瘫(BW)　图 4-87 所示为 BW,多提示双侧周围性前庭病变或中枢性前庭病变,主要见于耳毒性药物、双侧梅尼埃病、先天性畸形、小脑萎缩和肿瘤。需要注意的是如果双耳变温冷热试验结果为 BW,建议加测甩头试验(详见第五章)、转椅试验或冰水试验,判断是否有残余的前庭功能。

　　图 4-88 所示为 BW 合并 DP,分析 DP 成分,主要是基线漂移所致。

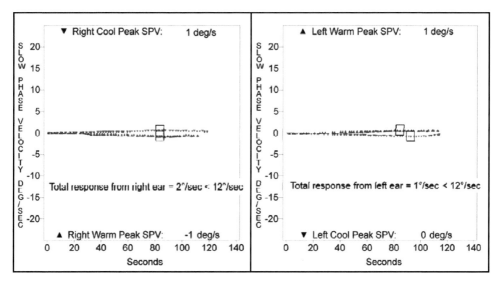

图 4-87　双耳变温冷热试验:BW

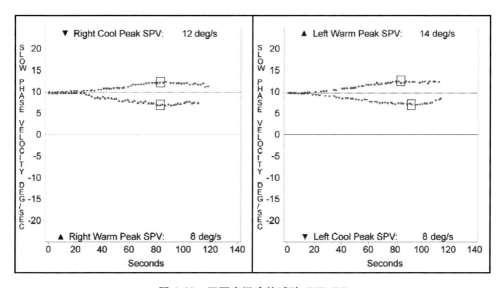

图 4-88　双耳变温冷热试验:BW+DP

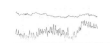

4. 反应增强　右耳总反应或左耳总反应>140°/s,即为冷热试验反应增强(图 4-89)。中枢性前庭病变,中枢对前庭核的抑制作用减弱,会导致反应增强,见于小脑萎缩或因其他病变影响小脑功能。鼓膜穿孔时,穿孔耳单侧反应也会增强。

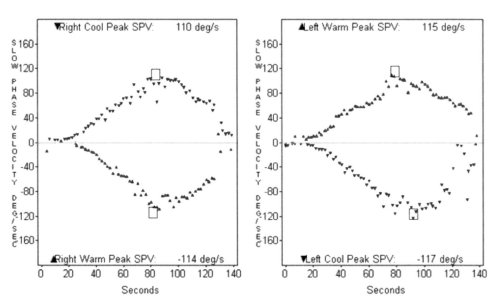

图 4-89　双耳变温冷热试验:反应增强。右侧总反应=RC−RW=224°/s,左侧总反应=LW−LC=232°/s。注意排除鼓膜穿孔和校准过度

$$FI\% = SPV_{Fix}/SPV_{NoFix} \times 100$$

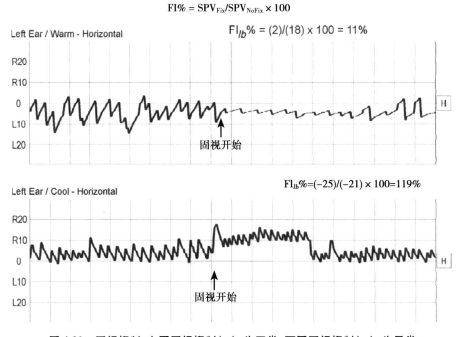

图 4-90　固视抑制:上图固视抑制(+),为正常;下图固视抑制(−),为异常

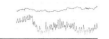

5. 固视抑制(−)　FI>60%(动态范围25%~50%)即为固视抑制(−),表现为固视后眼震强度无明显降低(图4-90),提示顶枕叶皮层、脑桥或小脑等中枢性病变,特别是小脑中线部位病变,固视抑制(−)的患者通常合并平稳跟踪试验异常。

八、微量冰水试验和前倾位冰水试验

如果双耳变温冷热试验双侧冷热灌注无反应(见图4-87),可以加做微量冰水试验(见图3-60上图),灌注后若能诱发眼震,说明前庭功能尚存。

如果光凭冰水试验结果,无法鉴别前庭性反应和自发性眼震,可再加作前倾位冰水试验(见图3-60下图)。若在体位从仰卧位改变为前倾位时,眼震方向或强度也随之改变(见图3-61中图),说明是前庭性反应,为前倾位试验(+),说明前庭功能尚存。反之,则为自发性眼震(见图3-61上图)。

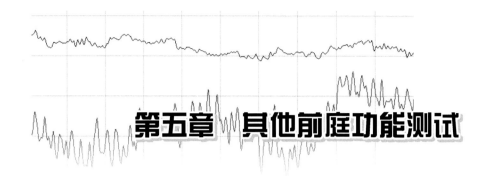

第五章 其他前庭功能测试

近年来,前庭功能评估的新技术层出不穷,除眼震电图和眼震视图以外,还有一些其他前庭测试,可以帮助判断患者的前庭功能。本章将简单介绍视频甩头试验(video head impulse test,vHIT)、前庭诱发肌源电位(vestibular-evoked myogenic potential,VEMP)、压力试验、摇头试验等。这些前庭功能测试的目的是:①与眼震电图和眼震视图相互补充,帮助我们更全面地了解前庭系统的功能状态,提供更多的临床信息;②与已有的前庭功能检查结果相互验证,支持诊断。

一、视频甩头试验

视频甩头试验(video head impulse test,vHIT)又称视频脉冲摆头试验,为近年来用于临床的新技术。通过高频、快速甩头动作,分别在三个平面上测试双侧前、外、后半规管,根据其眼动和头动的匹配程度,评估 VOR 系统的功能状态。

(一)概述和测试原理

1. 概述　Halmagyi 和 Curthoys 两位教授于 1988 年首先提出将甩头试验作为 VOR 通路的床边测试,这是快速测试前庭功能的方法之一。测试时,受试者头部被动地分别在三个平面呈小幅、快速和快加速度转动,要求受试者不要预估头部转动的方向,同时始终保持注视靶点。三个测试平面是指:水平向的双侧外半规管平面、垂直向的左前半规管-右后半规管平面(left anterior-right posterior,LARP)和右前半规管-左后半规管平面(right anterior-left posterior,RALP),所以,甩头试验可以独立评估六个半规管的功能,这也是其临床优势之一。

在甩头过程中,如果 VOR 系统功能正常,受试者始终可以注视靶点(图 5-1A ~ C)。而 VOR 通路受损的病人,在向患侧做脉冲甩头时,其眼球不能紧跟头部的高速转动保持注视靶点,从而产生"补偿性(catch-up)"扫视,或者有重新追踪到靶点的异常眼动(图 5-1D ~ F)。明显的补偿性扫视,裸眼即可观察到,称为显性扫视(overt saccade)。但是微弱的补偿性扫视,裸眼无法辨别,称为隐性扫视(covert saccade)(图 5-2),只有通过专用的视频脉冲甩头记录仪记录,后者一方面采用快速、高分辨率的摄像设备测量眼球运动,同时通过眼罩内置的感应器测量头部运动,再对这两个参数进行分析,从而分别评估六个半规管的功能。

2. 测试原理　头部转动时,依赖于正常的视动系统和 VOR 系统的功能,眼动和头动可

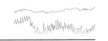

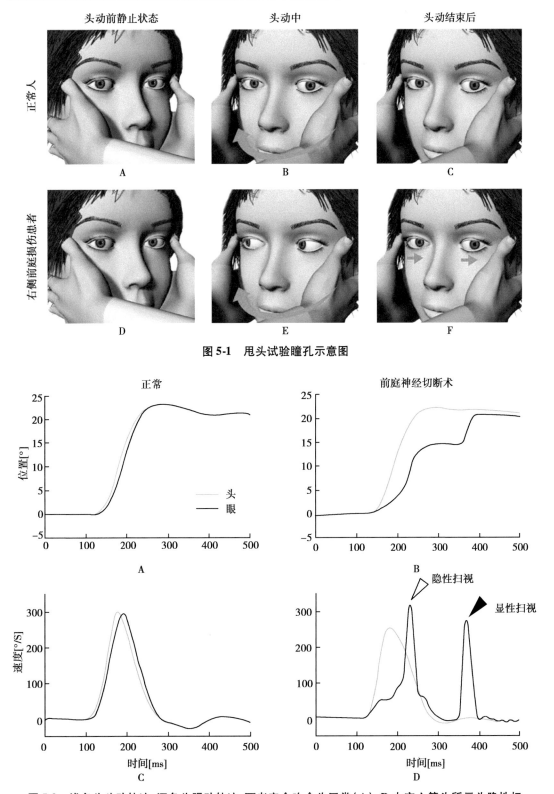

图 5-1 甩头试验瞳孔示意图

图 5-2 浅色为头动轨迹,深色为眼动轨迹,两者完全吻合为正常(A),D 中空心箭头所示为隐性扫视,实心箭头所示为显性扫视

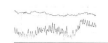

以保持一致,眼球以与头动同速、反向的运动,使视野保持清晰,所以在头部转动的过程中,眼球是可以维持注视靶点的。而在此过程中,视动系统、VOR系统何为主导,取决于头动的速度。在水平上,头动速度低于50°/s时,视动系统为主;头动速度高于100°/s时,VOR系统为主;50°/s~100°/s时,由两个系统共同作用(图5-3)。在垂直向上,头动速度低于50°/s时,视动系统为主;头动速度高于50°/s时,VOR系统为主(图5-4)。水平向的最高速度一般不超过300°/s,垂直向的最高速度一般不超过200°/s。因此在vHIT测试时,为了排除视动系统的干扰,对甩头的速度有一定要求,即水平方向的头动速度至少要在100°/s以上,垂直方向的头动速度至少要在50°/s以上。

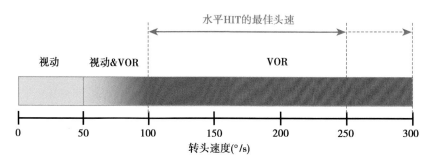

图5-3　水平向甩头反应的眼位维持系统
横轴为头动速度,蓝色区域为视动系统,红色区域为VOR系统,50°/s~100°/s时为两个系统共同作用区域

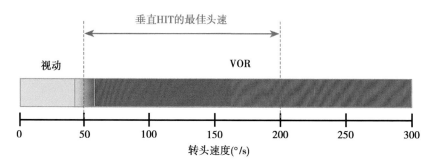

图5-4　垂直向甩头反应的眼位维持系统
横轴为头动速度,蓝色区域为视动系统,红色区域为VOR系统,50°/s左右为两个系统共同作用区域

头部快速转动时,刺激同一测试平面的一对半规管,分别产生兴奋和抑制的反应,但是,兴奋性反应的动态范围比抑制性反应大,也就是说,兴奋和抑制的反应具有不对称性(图5-5):兴奋性反应可以从静息状态时的100次/秒上升到最大400次/秒,动态范围可达300次/秒;抑制性反应从静息状态时的100次/秒最多下降0次/秒,动态范围仅为100次/秒。因此,兴奋性神经反应的动态范围更大。

当头部向某一侧快速转动时,该侧半规管兴奋性增加,其动态范围可以满足需要,所以可以保证兴奋性反应和头动速度成比例增加。但是,对侧的半规管被抑制,其抑制程度很快达到饱和并超过抑制反应的动态范围,此时,就必须依赖于VOR系统,补足这部分缺失,最终使眼动得以与头动匹配(图5-6)。这个被补偿的部分,即为vHT的重要参数——VOR增

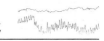

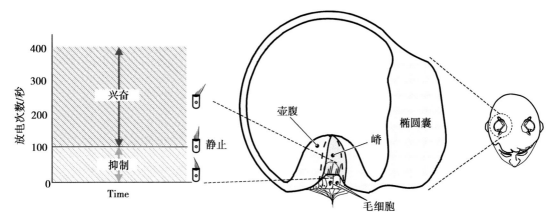

图 5-5 静息状态下,双侧半规管兴奋和抑制反应的动态范围具有不对称性

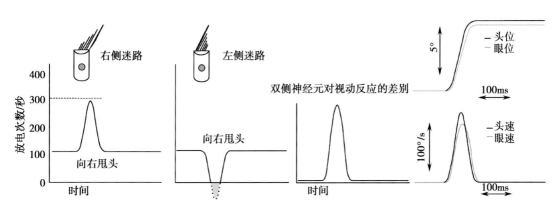

图 5-6 vHIT 正常反应示意图

头部向右转动,右侧半规管兴奋,左侧抑制,由于动态范围有限,抑制反应即使达到饱和也不能跟上头动,其缺失部分(灰色尖端区)由 VOR 增益补偿,最终,使眼动(绿色曲线)和头动(黑色曲线)保持一致

益,其计算公式如式(5-1):

$$VOR\ 增益 = 眼动速度/头动速度 \tag{5-1}$$

可见,VOR 系统功能正常时,VOR 增益≈1,意味着眼动和头动保持一致。

正常情况下,随着头动速度增加,VOR 增益会略有降低。

当 VOR 系统功能受损时,上述平衡被打乱,眼动和头动不匹配,导致眼球移动落后于头部移动(图 5-7)。单侧前庭功能受损,向患侧甩头时,眼动远远落后于头动,VOR 增益为:

$$VOR\ 增益 = 眼动速度/头动速度 \tag{5-2}$$

此时,随着头动速度的增加,VOR 增益会迅速降低且远小于 1。

向健侧甩头时,眼球运动接近于头部运动,但两者仍然不能匹配,眼球运动仍然落后于靶点运动,此时 VOR 增益为:

$$VOR\ 增益 = 眼动/头动 \tag{5-3}$$

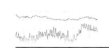
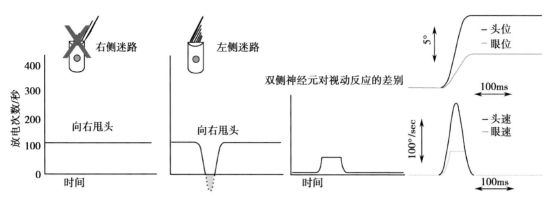

图 5-7　右侧前庭功能损伤示意图
向右侧甩头时,右侧兴奋性反应不足,眼动(绿色曲线)远远落后于头动(黑色曲线)

此时,随着头动速度增加,VOR 增益也会降低(小于 1),但降低的程度比向患侧运动时轻(图 5-8)。

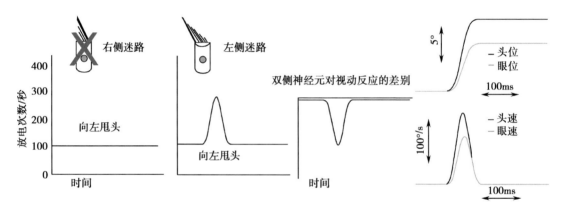

图 5-8　右侧 VOR 异常示意图
向健侧甩头,VOR 增益有下降,但幅度小于向患侧甩头,眼动(橙色曲线)与运动。头动(红色曲线)虽然还是不一致,但相差幅度小于向患侧运动

图 5-7 和图 5-8 所示的两种情况,皆为 VOR 系统异常,导致眼位和头位之间有误差,由此刺激中枢神经系统,经过一定的潜伏期(~100ms),产生补偿性扫视,补足头位和眼位的差异。VOR 的潜伏期为 0~10 毫秒,所以如果眼位和头位的差异足够大,产生的补偿性扫视发生于甩头波形之后,即为显性扫视(overt catch-up),如图 5-9 中的红色尖波。如果头位和眼位的差异较小,潜伏期短,则补偿性扫视发生在甩头动作过程中,即称为隐性扫视(covert catch-up)(图 5-10)。

如果一次补偿还不足以使眼位恢复,就需要进行二次补偿,所以甩头试验有时会在一次隐性扫视之后,跟随一个波幅较小的显性扫视补偿(图 5-11)。

(二)测试方法

受试者取坐位,双眼注视正前方靶点,距离 1m 左右。检查者立于其身后(图 5-12),佩戴好眼罩并固定牢靠(图 5-13)。测试时叮嘱受试对象不要预测甩动方向,双眼必须始终盯住正前方的靶点。

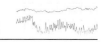

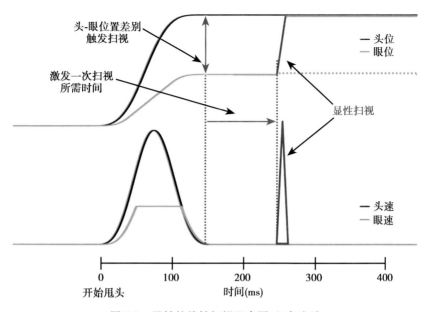

图 5-9　显性补偿性扫视示意图:红色尖波

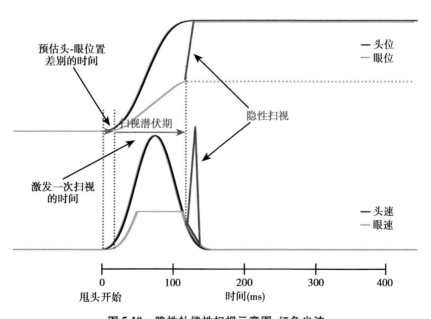

图 5-10　隐性补偿性扫视示意图:红色尖波

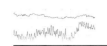

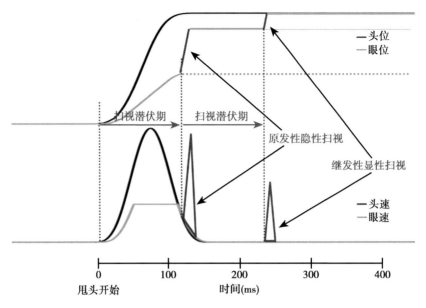

图5-11 二次补偿性扫视：在一个隐性补偿性扫视之后，经过一段潜伏期，产生一个显性的二次补偿性扫视，其幅值小于首次的扫视

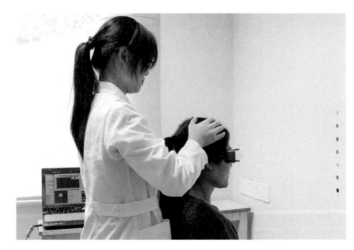

图5-12 甩头试验测试体位

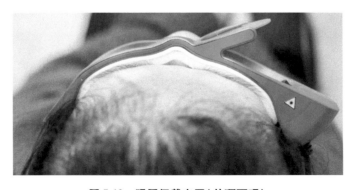

图5-13 眼罩佩戴牢固（从顶面观）

1. 视频校准　测试前,先要进行视频校准,使瞳孔成像(图5-14)。

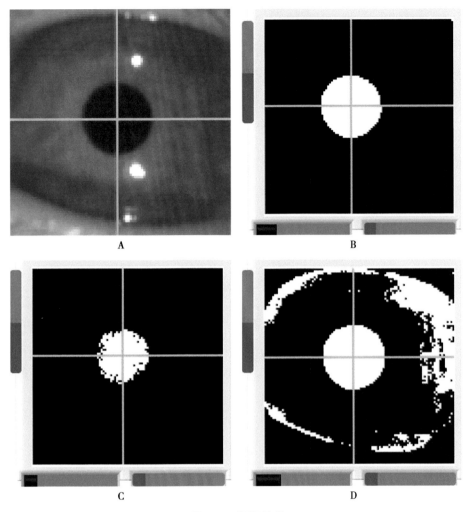

图5-14　视频校准
A、B为校准正常图形,C、D为校准有误

2. 双侧外半规管功能测试　双侧水平半规管的测试平面是水平的,受试者头部前倾30°,检查者以不连续的、突然的、尽可能快的速度,在水平方向上,将受试者头部向左、右侧各甩动20次,角度小于30°,为0°~10°(图5-15)。

3. 右前半规管/左后半规管功能测试(RALP)　本组半规管的测试平面是垂直的,受试者头部先转向左侧45°,然后测试者右手置于受试者头顶部,示指指向正前方靶点,左手轻托其下颌,将头部向前、后方向各甩动20次,上下角度为10°~15°(图5-16)。

4. 左前半规管/右后半规管功能测试(LARP)　本组半规管的测试平面也是垂直的,受试者头部先转向右侧45°,然后测试者以测试RALP相同的手法,将头部向前、后方向各甩动20次(图5-17)。

(三)分析参数和结果

1. 分析参数　vHIT测试结果从以下三个方面进行分析:

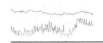
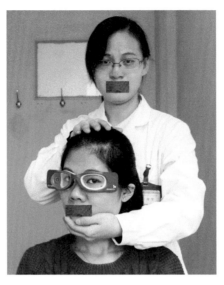

图 5-15 vHIT:双侧外半规管功能测试

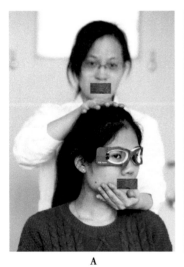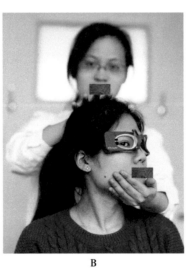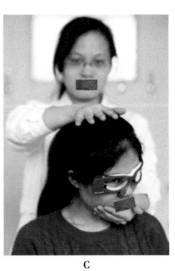

A B C

图 5-16 vHIT:RALP 测试
A 为静止时头位,B、C 分别为向上、下甩头

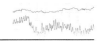

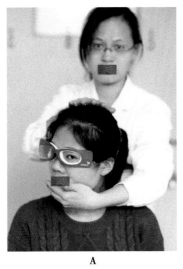 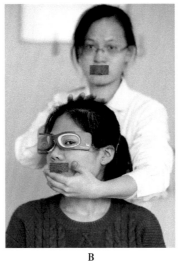 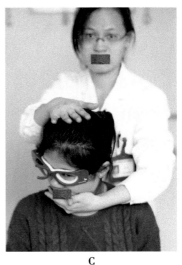

A   B   C

图 5-17 vHIT：LARP 测试
A 为静止时头位,B、C 分别为向上、下甩头

（1）补偿性扫视：是否有显性或隐性的补偿性扫视？如果存在补偿性扫视,需要进一步明确其方向、潜伏期/时间、速度/幅度等等。

（2）VOR 增益（VOR gain）：主要根据眼位、速度、加速度计算,注意双侧增益非对称（左、右向 VOR 增益差值）。

（3）眼动和头动是否匹配？

2. 测试结果分析

（1）正常值：vHIT 测试的正常结果如图 5-18 所示：①无补偿性扫视。②双向 VOR 增益（gain）接近 1（正常范围为 0.8～1.2）：头动速度在最佳范围,眼动在头动之后,记录图形无伪迹。所谓最佳头速范围,是指水平向头动速度下限为 100°/s,上限为 250°/s～300°/s;垂

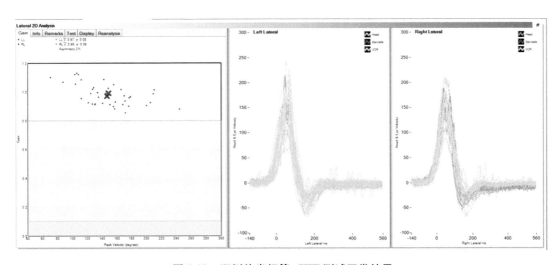

图 5-18 双侧外半规管 vHIT 测试正常结果
蓝色和橙色曲线分别表示左、右向头动轨迹,绿色曲线为 VOR 轨迹,红色曲线为扫视曲线

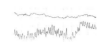

直向头动下限为50°/s,上限为200°/s。③双侧增益不对称。

图5-19所示也是双侧外半规管vHIT测试的正常结果:虽然头动速度快时有补偿性扫视(红色尖波),但是扫视波速度(低于100°/s)远小于头动速度(约为200°/s),双侧VOR增益也在正常范围,亦可视为正常。

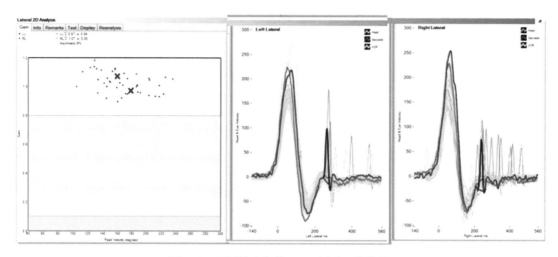

图5-19　双侧外半规管vHIT测试正常结果
蓝色和橙色曲线分别表示左、右向头动轨迹,绿色曲线为VOR轨迹,红色曲线为扫视曲线

(2) 单侧前庭功能损伤:单侧前庭功能损伤时,向患侧甩头可记录到补偿性扫视,VOR增益显著降低。

如图5-20所示,右侧外半规管损伤,向右甩头时有补偿性扫视,且大部分是隐性扫视后出现二次显性扫视,右侧VOR增益明显低于正常,向左甩头时VOR增益正常,双侧非对称比加大。

如图5-21所示为右前半规管或传入神经通路病变,垂直方向测试RALP平面时,向下甩

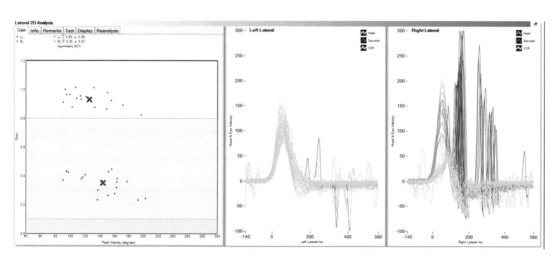

图5-20　双侧外半规管vHIT测试:右侧前庭功能损伤
蓝色和橙色曲线分别表示左、右向头动轨迹,绿色曲线为VOR轨迹,红色曲线为扫视曲线

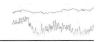

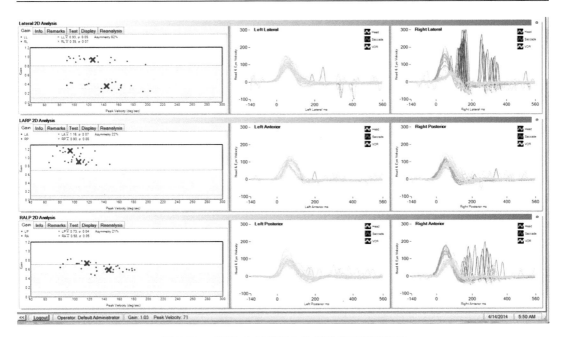

图 5-21　vHIT：右侧前庭上神经炎典型测试结果

蓝色和橙色曲线分别表示左、右向头动轨迹，绿色曲线为 VOR 轨迹，红色曲线为扫视曲线

头时右前半规管 VOR 增益异常，见于右侧前庭上神经炎。

图 5-22 所示，双向 vHIT 均有补偿性扫视，双向 VOR 增益均为异常，但右向更为明显，右向 VOR 增益远远低于正常，左侧表现为略低于正常，双向非对称比加大，为右侧前庭功能损伤。

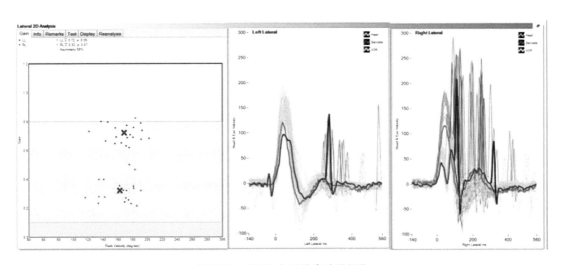

图 5-22　vHIT：右侧前庭功能损伤

蓝色和橙色曲线分别表示左、右向头动轨迹，绿色曲线为 VOR 轨迹，红色曲线为扫视曲线

（3）双侧前庭功能损伤：图 5-23 所示，双向甩头均有明显异常的补偿性扫视，最大眼动速度明显低于头速，双向 VOR 增益均异常，为双侧前庭功能的部分损伤，如果是完全丧失，VOR 增益接近于 0。

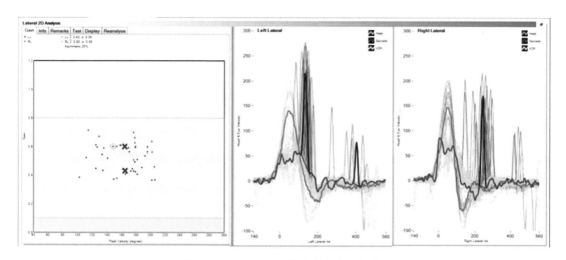

图5-23 vHIT:双侧前庭功能部分损伤

蓝色和橙色曲线分别表示左、右向头动轨迹,绿色曲线为VOR轨迹,红色曲线为扫视曲线

双侧前庭功能损伤可以用矢量图形象地表示,如图5-24右图中间的双六角形中,红色短线分别代表左前半规管(LA)、右后半规管(RP)、左外半规管(LL)、右外半规管(RL)、左后半规管(LP)的VOR增益,均小于0.5,绿色短线代表右前半规管(RA)的VOR增益,在0.5~1之间。六个半规管的眼动和头动曲线吻合度均较差,LL、RL、LP、RP有明显的补偿性扫视。图5-24左图双侧外半规管、LARP、RALP的分析结果也提示VOR均在异常范围,是双侧前庭功能损伤的典型图形。

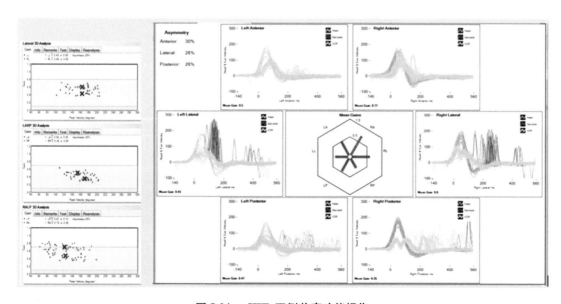

图5-24 vHIT:双侧前庭功能损伤

(4)自发性眼震:自发性眼震在vHIT测试时可记录到补偿性扫视,方向朝向眼震的快相(图5-25)。

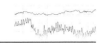

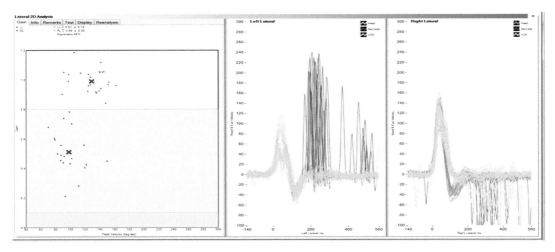

图 5-25 自发性眼震的 vHIT 测试结果

右向 vHIT 无补偿性扫视,只有自发性眼震,快相向右。左向 vHIT 既有补偿性扫视,又有自发性眼震,但因为补偿性扫视较强,抵消了自发性眼震部分,最后显示出的只有补偿性扫视

3. 伪迹 在 vHIT 测试过程中,护目镜位置移动(图 5-26、图 5-27)、头部甩动速度过慢,会造成伪迹(图 5-28),判断的主要依据是仔细观察头动和眼动产生的先后次序,正常情况下,应该是头动早于眼动。此外,注意头动速度是否在最佳范围。

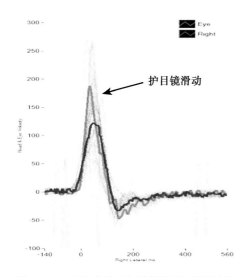

图 5-26 vHIT 伪迹:护目镜滑动,眼动(绿色曲线)早于头动

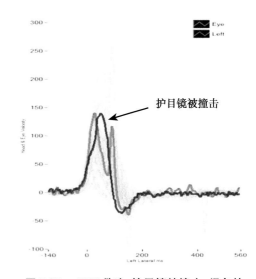

图 5-27 vHIT 伪迹:护目镜被撞击,绿色的眼动曲线与头动曲线不吻合,但两者最大增益一致

(四) vHIT 临床应用

vHIT 简便易行,同双耳变温冷热试验相比,刺激轻,副作用少,耐受性好,更容易为被检查者所接受。vHIT 测试时间短,数分钟内即可完成双侧六个半规管功能的测试,所以临床常用于测试高频刺激下的前庭功能(冷热试验测试的是低频刺激),具体如下:

1. 独立评估双侧六个半规管功能。

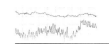

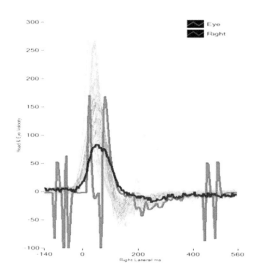

图 5-28　vHIT 伪迹：瞳孔移动速度过快，眼动曲线远远早于头动，且幅度过大

2. 鉴别脑卒中和周围前庭损伤。

3. 梅尼埃病的治疗监测。

4. 替代转椅试验，诊断双侧前庭功能损伤。

5. 对儿童、极重度听力损失患者等等不能耐受冷热试验的病人，检测其半规管功能。

6. 检测中耳功能障碍病人的外周前庭功能。

二、前庭诱发肌源电位

前庭诱发肌源电位（vestibular evoked myogenic potential，VEMP）是高强度声刺激诱发的短潜伏期肌电反应，该反应由前庭系统介导，起源于耳石器，但刺激声很大时，也不能排除其他因素的参与，如内淋巴的压力改变，等等。根据记录部位不同，VEMP 分为颈性和眼性两种：记录电极置于胸锁乳突肌（sternocleidomastoid muscle，SCM），为颈性前庭诱发肌源电位（cervical vestibular evoked myogenic potential，cVEMP）；记录电极置于眼轮匝肌，为眼性前庭诱发肌源电位（ocular vestibular evoked myogenic potential，oVEMP）。图 5-29 为 cVEMP 和 oVEMP 的传导通路。

（一）颈性前庭诱发肌源电位

1. 测试方法

（1）记录位置：测试时，可以如图 5-30 所示将头部略微偏转，找到胸锁乳突肌的准确位置。

（2）电极放置：为了使记录到的电信号幅度最大，同时 P1 的潜伏期最短，一般将记录电极置于 SCM 的上 1/3 处或 SCM 距乳突 10cm 左右的位置，双侧记录电极位置上下相差不超过 3cm。参考电极置于双侧 SCM 胸骨端（图 5-31）或者胸骨端（图 5-32）。接地电极置于前额。受试者取仰卧位或坐位，图 5-33 为单侧 SCM 收缩示意图，图 5-34 为双侧 SCM 收缩示意图，一般测试时，多采用双侧 SCM 收缩。

记录 cVEMP 时，要求双侧 SCM 收缩强度相当，因此可以用压力计监测 SCM 的紧张程度（图 5-35），也有的诱发电位仪自带 VEMP 监测。

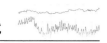

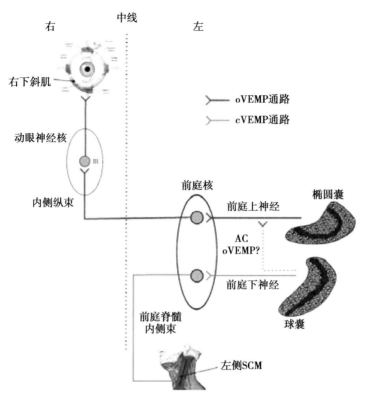

图 5-29 cVEMP 和 oVEMP 神经传导通路
红色标记为 oVEMP 通路,蓝色标记为 cVEMP 通路

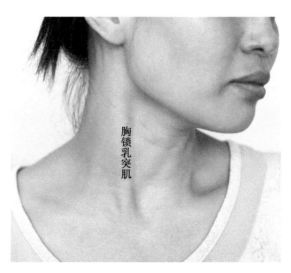

图 5-30 胸锁乳突肌示意图

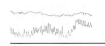
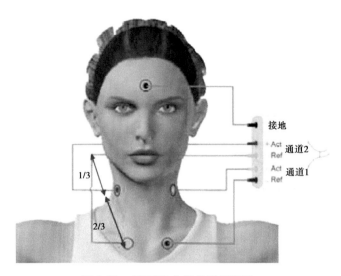

图5-31 cVEMP 电极放置示意图一

记录电极置于 SCM 上 1/3 处,两个参考电极置于双侧 SCM 胸骨端,接地电极置于前额。无 SCM 监测装置

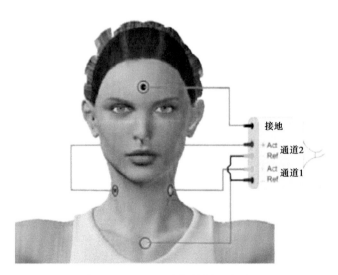

图5-32 cVEMP 电极放置示意图二

记录电极置于 SCM 上 1/3 处,一个参考电极置于胸骨端,接地电极置于前额。无 SCM 监测装置

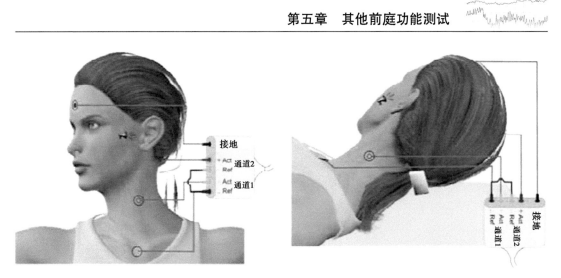

图 5-33　单侧 SCM 收缩,无 SCM 监测装置,左图为正面观,右图为侧面观

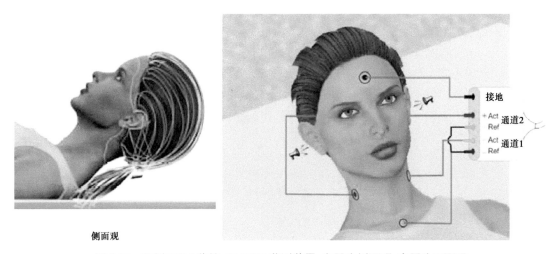

侧面观

图 5-34　双侧 SCM 收缩,无 SCM 监测装置,左图为侧面观,右图为正面观

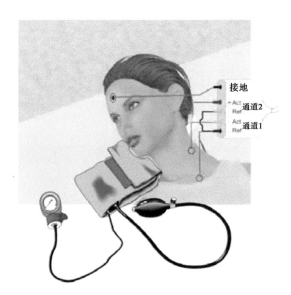

图 5-35　SCM 收缩监测装置

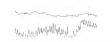

（3）刺激装置：cVEMP 有气导和骨导两种方式刺激。气导刺激可以通过头戴式耳机和插入式耳机传送。骨导刺激器见图 5-36，主要针对传导性听力损失的患者，因为即使是 5 ~ 10dB 的传导性听力损失，都可能会造成气导 cVEMP 反应减小。骨导 cVEMP 的阈值可能比气导刺激低 35 ~ 50dB。此外，与 cVEMP 相比，用骨导刺激器更容易记录到 oVEMP。

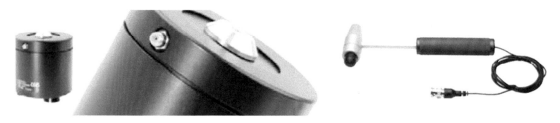

图 5-36　骨导 cVEMP 刺激器

（4）刺激声：目前常用 500Hz（250 ~ 750Hz）短纯音（tone burst）作为 VEMP 的刺激声：疏波（rarefaction）；升/降（rise/fall）2 个周期；平台（plateau）1 个周期（或 0）；滤波：Blackman 或线性（linear）；刺激频率 5/s；刺激强度：95 ~ 100dB nHL（129 ~ 134dB$_{peak}$SPL）。

（5）记录参数：双通道记录，增益为 5000，低通滤波 10 ~ 30Hz，高通滤波 1000 ~ 1500Hz，叠加次数 128 次，窗宽 100 毫秒，每次刺激持续 20 毫秒。

2. 正常值　正常 cVEMP 波形由一个正波（P1）和一个负波（N1）组成（图 5-37）。

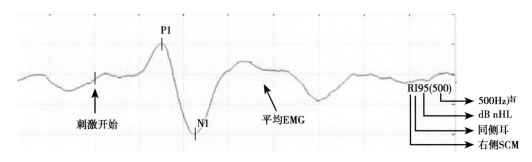

图 5-37　右侧 cVEMP：正常波形
刺激声 500Hz 短纯音，刺激强度为 95dB nHL，同侧刺激，同侧记录

有些受试者 cVEMP 在 34 ~ 44 毫秒处可记录到第二个负波（N2）和正波（P2），亦为正常，考虑为起源于耳蜗或耳蜗前庭的反应（图 5-38）。

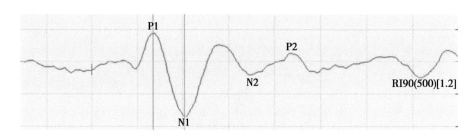

图 5-38　cVEMP：正常，可见 P1、N1、P2、N2

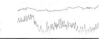

cVEMP 的分析参数如下：

（1）波形是否正常引出：指在不同类型和强度的刺激下，产生 P1、N1 的能力。波形能否引出主要取决于刺激声的类型，一般采用 500～750Hz 的高速率短纯音（tone burst）刺激。cVEMP 还受年龄因素影响，60 岁以上的人群 cVEMP 引出率下降（表 5-1）。

表 5-1　cVEMP 引出率和受试者年龄、刺激频率的关系

年龄	刺激声				
分组	短声（click）	250Hz 短纯音	500Hz 短纯音	750Hz 短纯音	1000H 短纯音
20～29	50%	95%	100%	100%	100%
30～39	50%	75%	100%	100%	100%
40～49	30%	89%	95%	100%	95%
50～59	31%	50%	100%	100%	100%
60～	6%	67%	90%	83%	78%
合计	33%	75%	97%	97%	95%

（引自 Janky KL, Shepard N. *Vestibular evoked myogenic potential（VEMP）testing：normative threshold response curves and effects of age.* J Am Acad Audiol, 2009, 20(8): 514-522）

（2）潜伏期：从刺激开始到各正、负波波峰之间的时间（图 5-39），单位为毫秒（ms）。一般 P1 在 13 毫秒左右，N1 在 23 毫秒左右，所以 P1 和 N1 又称 P13、N23。潜伏期主要取决于以下几个因素：①刺激声的类型（click 短声或短纯音）以及电极的放置位置；②刺激频率和持续时间；③潜伏期不随刺激强度改变而发生明显改变；④和 SCM 肌肉收缩紧张程度有关；⑤中枢的功能状态。

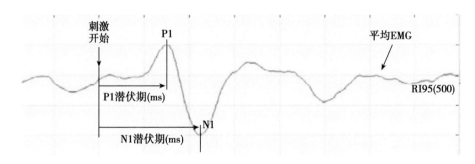

图 5-39　cVEMP 潜伏期的测量示意图

（3）波幅：各正、负波的波峰到基线的差值，单位为毫伏（microvolt, mV）。cVEMP 波幅主要特点有：①个体差异较大，从几微伏（μV）到数百微伏不等；②取决于 SCM 的张力和收缩程度；③受年龄因素影响（见图 5-38，Janky 和 Shepard，2009）；④受刺激强度影响；⑤受刺激类型（Click 或短纯音）影响；⑥受刺激频率和持续时间影响；⑦受记录方法影响，例如设备和电极放置位置；⑧反映周围前庭系统的功能状态。

（4）阈值：指能引出可辨认波形的 cVEMP 的最小声刺激强度，cVEMP 的阈值一般为 75～85dB nHL（图 5-41）。阈值随年龄增长而升高（图 5-42）。

（5）非对称率（asymmetry ratio）：以双侧反应 P1 波幅计算（图 5-43），以百分比（％）表

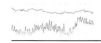
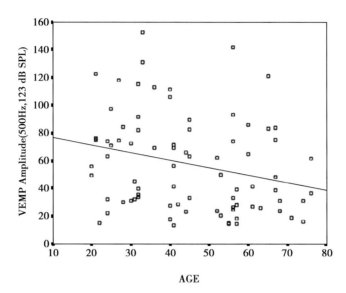

图5-40　年龄对 cVEMP 波幅的影响

随年龄增长,波幅降低。图中横坐标轴为年龄,纵坐标轴为波幅

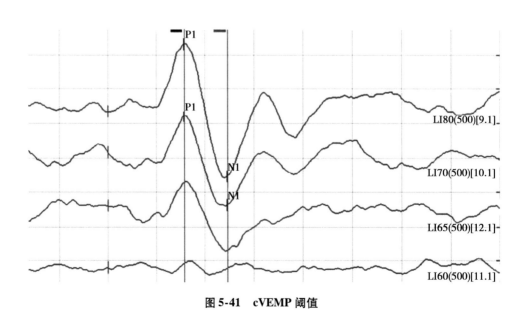

图5-41　cVEMP 阈值

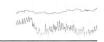

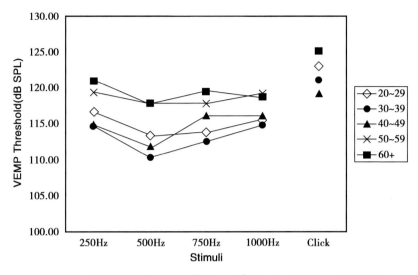

图 5-42 cVEMP 阈值随年龄增长而升高(Janky 和 Shepard,2009)

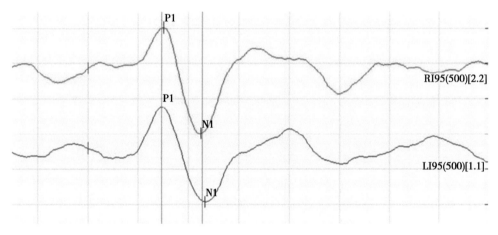

图 5-43 非对称率:以双侧 P1 波幅计算

示,计算公式见式(5-4):

$$非对称率=\frac{P1_{右波幅}-P1_{左波幅}}{P1_{右波幅}+P1_{左波幅}}\times100\%$$ (5-4)

非对称率小于 40% 为正常。

(二) 眼性前庭诱发肌源电位(oVEMP)

1. 测试方法

(1) 电极放置和典型反应:受试者取坐位,在其下眼睑中央下方 1cm 处放置记录电极,记录电极下方 2cm 处放置参考电极,前额眉毛之间放置接地电极,并要求记录电极、参考电极和同侧瞳孔保持在一条直线上(图 5-44)。刺激开始时,受试者主动将眼睛向前上注视约 2m 远的视靶,保持视角 25°~30°,尽量不要眨眼,以维持眼下斜肌张力,同时尽量保持咀嚼肌松弛。然后双耳给予声刺激,记录肌源活动(图 5-45)。

oVEMP 反应主要来自对侧,而且 N1 波在 P1 波之前。有些实验室把 N1 波峰到基线的

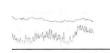
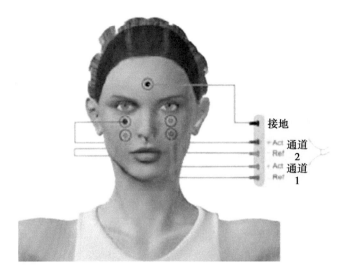

图 5-44　oVEMP 电极放置

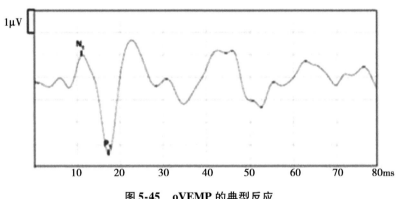

图 5-45　oVEMP 的典型反应

差值作为波幅计算依据,也有些用 N1-P1 的波幅差值进行计算。oVEMP 反应的幅值取决于凝视方向,最强烈的反应出现在向上凝视 30°时,此眼位会使眼下斜肌收缩。

(2) 刺激声:目前常用 500～1000Hz 短纯音(tone burst)作为 oVEMP 的刺激声,其中 1000Hz 声刺激对前半规管裂综合征(anterior canal dehiscence,ACD)最为敏感。其他参数为:疏波(rarefaction),升/降(rise/fall)2 个周期,平台(plateau)0 个周期,滤波 Blackman,刺激频率 5 次/秒;刺激强度为 95～100dB nHL(129～134dB$_{peak}$SPL),(气导 125dB$_{peak}$SPL,骨导 155dB$_{peak}$SPL)。

和气导刺激相比,骨导刺激器更易引出 oVEMP,刺激器可置于前额或乳突,置于乳突部位引出的 oVEMP 潜伏期较短,波幅较大。

2. 正常值　oVEMP 应满足:①波形能够重复;②在刺激后 10 毫秒左右波形必须由正到负;③在刺激 16 毫秒左右必须有一负波;④双侧振幅>50μV,且两侧振幅比<1.61。冷热试验:半规管轻瘫(canal parcsis,CP)值>25％为异常。表 5-2、表 5-3 分别列出了一些实验室气导和骨导 oVEMP 的正常值,建议每个实验室建立自己的正常值。

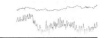

表5-2　多项研究中关于气导 oVEMP 正常值列表

研究	N1 均值（SD）	P1 均值（SD）	N1-P1 幅值（μV）	阈值均值（SD）	AR 均值（SD）	引出率（%）
1	10.5(0.1)	15.9(0.3)	7.0(1.0)	129(6)dB SPL	19.3(8.0)	90
2	11.9(0.1)	17.8(0.5)	6.3(1.0)			100
3	11.1(0.7)	15.9(1.0)	6.5(2.9)	88(7)dB nHL		95
4	9.5(0.7)	13.3(0.8)	4.4(1.5)			80
5	10.1(0.1)	14.9(0.2)	5.7(0.6)	83(1)dB nHL	31(6)	100
6	8.5(0.6)	14.0(1.1)	8.5(7.4)		24.8(28.3)	
7	12.4(1.0)	17.4(1.3)	4.4(3.1)	93(3)dB nHL	14(10)	95
8	10.6(1.0)	15.9(1.0)	5.5(4.4)	119(6)dB$_{peak}$ SPL	18.6(11.6)	84
9	10.4(0.1)	15.5(0.2)	9.4(0.8)	107(1)dB SPL	5.1(4.0)	98
10	9.9(1.0)	15.4(1.3)	3.8(3.1)	100(6)dB SPL	45(35)	81

（引自 Kantner C, Gurkov R. *Characteristics and clinical applications of ocular vestibular evoked myogenic potentials*. Hear Res, 2012. 294(1-2):55-63）

注：

AR：非对称比。

1.（Chihara 等，2007）刺激声 135dB SPL，上升-平台-下降持续时间为 1ms-2ms-1ms，23～59 岁，n=10。

2.（Welgampola 等，2009）刺激声 125dB peSPL，上升-平台-下降持续时间为 1ms-6ms-1ms，27～42 岁，n=6。

3.（Wang 等，2009）刺激声 125dB nHL(117dB peSPL)，上升-平台-下降持续时间为 1ms-2ms-1ms，20～40 岁，n=20。

4.（Cheng 等，2009）刺激声 127dB peSPL，上升-平台-下降持续时间为 1ms-2ms-1ms，24～31 岁，n=15。

5.（Park 等，2010）刺激声 95dB nHL，上升-平台-下降持续时间为 2ms-4ms-2ms，24～34 岁，n=20。

6.（Nguyen 等，2010）刺激声 125dB SPL，上升-平台-下降持续时间为 1ms-2ms-1ms，20～70 岁，n=53。

7.（Piker 等，2011）刺激声 95dB nHL，上升-平台-下降持续时间为 2ms-0ms-2ms，8～88 岁，n=50。

8.（Murrane 等，2011）刺激声 125dB peSPL，上升-平台-下降持续时间为 2ms-0ms-2ms，18～24 岁，n=6。

9.（Winters 等，2011）刺激声 120dB SPL，上升-平台-下降持续时间为 1ms-3ms-1ms，22～69 岁，n=55。

10.（Rosengren 等，2011）刺激声 105dB nHL(132dB SPL)，上升-平台-下降持续时间为 0ms-2ms-0ms，18～80 岁，n=61

表5-3　多项研究中关于骨导 oVEMP 正常值列表

研究	N1 均值（SD）潜伏期（ms）	P1 均值（SD）潜伏期（ms）	N1-P1 幅值（μV）	阈值均值（SD）（dB FL）	AR 均值（SD）	引出率（%）
1	9.0(0.5)		7.7(3.7)		11.7(8.3)	100
2	10.4(0.6)		8.5(4.0)			100
3			5.1(1.0)	130.3(1.3)		100
4	8.9(0.7)	12.6(0.7)	16.7(6.7)			100
5	9.0(0.8)	14.4(1.3)	21.9(13.0)		12.1(13.5)	100
6	8.7(0.3)	13.4(0.8)	18.2(6.7)		13(9)	100

（引自 Kantner C, Gurkov R. *Characteristics and clinical applications of ocular vestibular evoked myogenic potentials*. Hear Res, 2012, 294(1-2):55-63）

注：

AR：非对称比。

1.（Twasaki 等1，2008）平均刺激 140dB，放置前额正中，0.1ms 脉冲；年龄 20～83 岁，n=47。

2.（Twasaki 等，2008）平均刺激 140dB，放置前额正中，500Hz 短纯音，7ms 脉冲；年龄 20～83 岁，n=64。* 振幅指基线至峰压在纵轴上的差值。

3.（Welgampola 等，2008）平均刺激 136dB，放置乳突部，骨导刺激器；年龄(35.5±1.5)岁，n=20。

4.（Cheng 等，2009）平均刺激 142dB，放置前额正中，0.6ms 脉冲；年龄 24～31 岁，n=15。

5.（Tseng 等，2010）平均刺激 144dB，放置前额正中，0.6ms 脉冲；年龄 20～29 岁，n=20。

6.（Sung 等，2011）平均刺激 144dB，放置前额正中，0.6ms 脉冲；男性受试者，年龄 24～33 岁，n=10

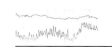

（三）前庭诱发肌源电位的临床应用

VEMP 可以独立评估单侧椭圆囊、球囊及其传入通路的功能,具体地说,cVEMP 主要测试球囊和前庭下神经的功能,oVEMP 主要测试椭圆囊和前庭上神经功能,VEMP 对耳石器异常的敏感性比偏心转椅试验高。对于临床常见的前庭神经炎或前庭神经瘤的患者,通过 VEMP,可以鉴别其受累的前庭神经分支。VEMP 和 vHIT 相结合,有助于更加全面地评估周围前庭系统的功能状态(图5-46),详见表5-4。

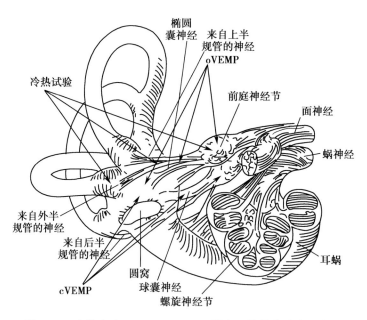

图5-46 冷热试验、oVEMP、cVEMP 综合评估前庭功能示意图

表5-4 周围前庭功能的测试项目和损伤定位的关系表

部位	水平向 vHIT（双侧外半规管）	垂直向 vHIT（RALP/LARP）	cVEMP	oVEMP
正常	正常	正常	正常	正常
外半规管	向患侧甩头异常	正常	正常	正常
前半规管	正常	向健侧、下方甩头异常	正常	正常
后半规管	正常	向患侧、上方甩头异常	正常	正常
椭圆囊	正常	正常	正常	健侧异常
球囊	正常	正常	患侧异常	正常
前庭上神经	向患侧甩头异常	向健侧、下方甩头异常	正常	健侧异常
前庭下神经	正常	向患侧、上方甩头异常	患侧异常	正常
单侧前庭损伤	向患侧甩头异常	向健侧下方和患侧上方时异常	患侧异常	健侧异常

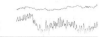

VEMP 临床主要用于:①对主诉有声源性眩晕的患者,如 Tullio 现象(声刺激引起眩晕)或上半规管裂综合征(superior semicircular canal dehiscence syndrome,SSCD),评估其前庭功能;②梅尼埃病或前庭神经炎的患者,评估其球囊、椭圆囊及其传入神经功能状态;③儿童前庭功能评估。

本节简单介绍 VEMP 在 SSCD、前庭神经炎、梅尼埃病(Ménière disease)等疾病诊断中的应用,这些病变使 VEMP 发生阈值增高、波幅降低、两耳幅值非对称比(AR)增大、潜伏期延长,乃至波形消失等改变。其中,阈值降低、AR 增大提示周围性前庭损伤,潜伏期延长提示中枢性病变。

1. 上半规管裂综合征 SSCD 为一种新揭示的内耳疾病,是由于半规管骨裂形成的内耳第三个活动窗所致。SSCD 是由于出生后颞骨发育障碍所致,耳囊紧邻迅速发育中的大脑,受其挤压,若无足够发育空间,则上半规管出现裂隙。SSCD 的裂损常呈典型的哑铃形,易受创伤或压力作用而破裂,故常在外伤及中耳或颅内压力改变而诱发症状,主要表现为声源性眩晕和听力减退,可以通过手术修补骨裂治愈。

由于患者对骨导刺激过于敏感,所以纯音听阈测试其低频段可呈传导性听力损失。中耳功能测试鼓室导抗图为 A 型,声反射亦存在。研究显示,99% 的 SSCD 患者和有 Tullio 现象的患者,其患侧 VEMP 阈值会降低(图 5-47),患侧波幅增高,在进行修补手术后,VEMP 的阈值和波幅会恢复正常。

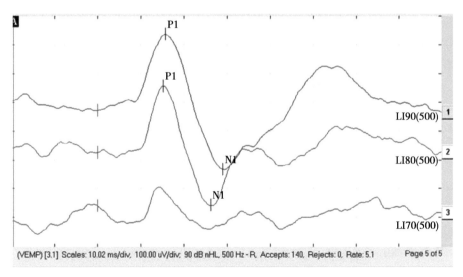

图 5-47 SSCD 的 VEMP 测试结果
阈值可降低至 70dB nHL,甚至更低,高分辨率 CT 可帮助确诊

2. 前庭上神经炎 VEMP 和 HIT 可用于评估前庭神经炎患者前庭功能的恢复状态。Manzari 等研究表明,用 VEMP 评估前庭上神经炎,其敏感度为 0.9,特异度为 0.8(图 5-48),主要表现为非对称比增加。

3. 前庭下神经炎 Manzari 等研究表明,前庭下神经炎患侧气导、骨导 cVEMP 消失或反

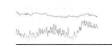

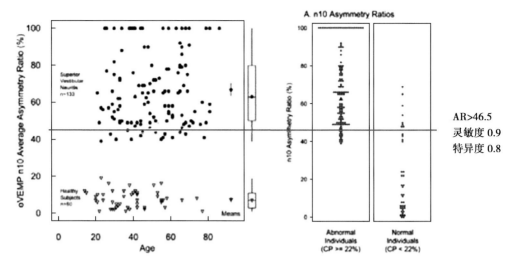

AR>46.5
灵敏度 0.9
特异度 0.8

图 5-48　VEMP 与前庭上神经炎诊断的关系的研究结果

AR>46. 5

（引自 Manzari L，Tedesco A，Burgess AM，et al. *Ocular vestibular-evoked myogenic potentials to bone-conducted vibration in superior vestibular neuritis show utricular function.* Otolaryngol Head Neck Surg，2010. 143（2）：274-280）

应减弱，而 oVEMP 正常（图 5-49）。

4. 梅尼埃病（MD）　VEMP 可用于监测 MD 病程，主要表现为 VEMP 阈值增高，波幅下降。50% 的 MD 患者，cVEMP 非对称比（AR）增高，提示球囊功能异常，其中约 50% 的病例可恢复至正常（MD 恢复期）。40% MD 患者使用利尿剂后，其 cVEMP 波幅会有所恢复。

5. VEMP 检查禁忌证　脊髓损伤、肌肉萎缩、使用肌松剂、患者体重过重时，不宜进行 VEMP 测试。此外，测试中要注意以下几种情况会导致检测结果误差：①传导性听力损失会干扰气导 VEMP 测试结果；②电极放置位置不当；③SCM 收缩强度不够或双侧不对称；④耳机放置不妥，导致刺激强度不够。

建议实际工作中，VEMP 测试时注意以下几点，避免产生伪迹：

（1）cVEMP 用气导测试，除非患者有传导性听力损失；oVEMP 用骨导测试，除非患者有 SCD。骨导 oVEMP 是双耳同时接受刺激。

（2）先选用 500Hz 短纯音作为刺激声，如果没能引出反应，可以考虑采用 750Hz 或 1000Hz 短纯音。

（3）cVEMP 测试时，用压力计监测双侧 SCM 紧张程度；oVEMP 测试时，要求受试者向上凝视 30°。

（4）要考虑受试者年龄因素对测试结果的影响，谨慎解释测试结果。

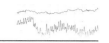

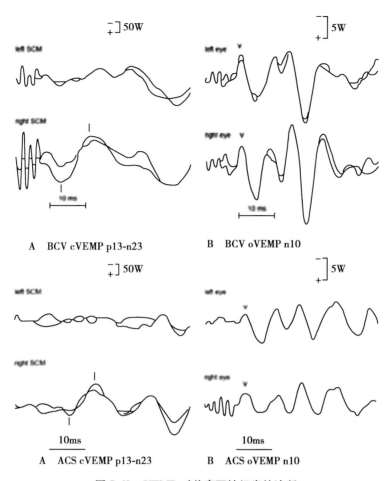

图5-49 VEMP对前庭下神经炎的诊断

A为患侧,B为健侧,上半部分为双侧骨导VEMP反应,下半部分为双侧气导VEMP反应

(引自Manzari L,Burgess AM,Curthoys IS. *Dissociation between cVEMP and oVEMP responses:different vestibular origins of each VEMP?* Eur Arch Otorhinolaryngol,2010. 267(9):1487-1489)

三、压力(瘘管)试验

压力试验又称瘘管试验,是外淋巴瘘的特异性诊断试验。

(一)测试方法

测试时,病人取坐位、闭眼(ENG),如果用VNG测试,可以将视频眼罩盖子合上,向其外耳道内加压,每次持续15~20秒,再重复操作。加压的方法很多,可以用桥式电阻(压力变化范围是+200~ -400mmH$_2$O)、鼓气耳镜、耳屏按压等等。如果眼震随着外耳道压力同步改变,为压力试验(+)(图5-50)。同时观察受试者是否出现自主神经系统症状,询问有无眩晕感。上半规管平面压力试验(+),提示有SSCD。

(二)结果分析

当骨迷路由于各种病变而形成瘘管时,会出现眼球偏斜或眼震,伴眩晕感,为瘘管征

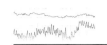

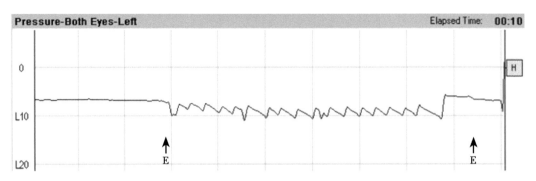

图 5-50　压力试验（＋）结果

E 表示外耳道加压，可见随外耳道压力改变，水平方向产生右跳性眼震，提示外淋巴瘘

（fistular sign）阳性；仅感眩晕而无眼球偏斜或眼震者为弱阳性，提示有可疑瘘管；无任何反应为阴性。由于瘘管可被肉芽、胆脂瘤等病变组织堵塞或为机化物所局限而不与外淋巴隙相通，以及在"死"迷路（dead labyrinth）时，瘘管虽然存在，却不激发阳性反应，故瘘管试验阴性者不能排除瘘管存在之可能，应结合病史及临床检查结果判断。

向外耳道加、减压力引起眩晕者，称 Hennebert 征（Hennebert sign）阳性，可见于膜迷路积水，球囊与镫骨足板有粘连时。

强声刺激可引起头晕或眩晕，称 Tullio 现象（Tullio phenomenon），可见于外淋巴瘘患者或正常人。

判断压力试验的结果时，应注意鉴别压力改变性眼震与自发性眼震，鉴别要点为自发性眼震的强度和方向固定，一般不会随外耳道压力改变发生改变。

四、摇头试验

摇头试验又称为快速摇头眼震试验（post head-shake nystagmus test），主要用于判断受试者双侧前庭功能是否对称。双侧前庭功能不对称时，当头部在水平位来回摇动时，由于左、右侧前庭眼反射（vestibulo-ocular reflexes，VOR）的不对称，使患者健侧迷路反应较患侧强烈，由此引发眼震，这种眼震称为摇头性眼震。

（一）测试方法

受试者取坐位、头前倾30°，闭眼后开始记录眼动，如使用眼震视图视频眼罩，可以加护目镜盖。摇头动作可以让受试者本人完成，也可由检查者协助其完成。嘱受试者向左右方向约45°摇头，速率每20秒40周，摇头停止后继续观察眼动20秒以上。

（二）结果分析

判断摇头试验的结果，首先需要明确有无摇头性眼震，如有，还要观察眼震的方向、类型、强度、潜伏期和持续时间等参数。一般而言，摇头性眼震持续时间为3～15秒，固视时消失。也有人提出摇头动作停止后，产生的摇头性眼震至少要有5个连续跳动，并且其 SPV 至少>2°/s 才有临床意义。但目前对此尚无统一标准。

临床上可观察到多种类型的摇头性眼震：①方向偏向健侧的水平性眼震：这种摇头性眼震临床最为常见，其特点是眼震多在摇头停止数秒后发生，持续时间较短（图5-51）；②方向偏向患侧的水平性眼震：该眼震多发生在摇头停止后数秒至20秒之间的时间段；③双向水

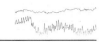

平性眼震:开始偏向某一方向的眼震,持续数秒后向相反方向改变;④垂直性眼震:水平方向的摇头停止后却出现了垂直性眼震。

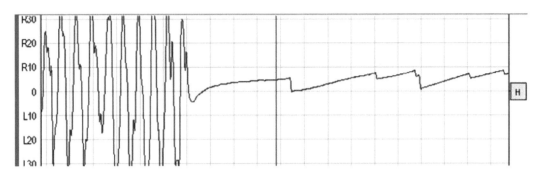

图5-51　摇头试验(+)

摇头停止后数秒出现右跳性眼震,持续5秒以上,多见于单侧周围性前庭功能障碍,亦可见于部分中枢性前庭功能障碍或正常人。眼震方向多为健侧,也可偏向患侧或为双向

(三) 临床意义

摇头停止后不出现眼震为摇头试验(-),但摇头试验(-)不能排除前庭无病变。摇头试验的敏感性较低(27%~54%),特异性较高(85%~98%)。

摇头试验(+)通常提示双侧前庭眼反射不对称,是前庭病变的表现,常见于单侧周围性前庭功能障碍,所诱发的摇头性眼震方向常偏向健侧。

摇头试验的结果与双耳变温冷热试验单侧反应减弱显著相关,如果患者双侧前庭功能均有下降,将不产生摇头性眼震。

水平方向的摇头试验如果出现垂直性眼震,则提示可能存在中枢性病变。

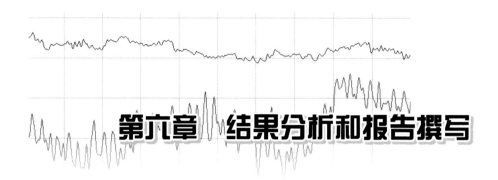

第六章 结果分析和报告撰写

眼震电图和眼震视图测试必须由专业医师或专业技术人员来完成操作,而且只有具备专业医师资格者才能有资格进行眼震电图、眼震视图的结果评定。同时,为了确保试验结果准确、有效,ENG、VNG 操作者还需要理解眼震图测试组中各项测试的临床意义。专业医师在解释眼震电图和眼震视图测试结果时,只需描述各项测试的结果及其临床意义即可,不提倡将眼震图测试结果泛化。临床诊断时尚需结合受试者的病史、体征和其他检查结果,综合判断前庭功能。

在受试者离开前庭功能实验室前,测试者应检查所描记的眼震图之图形质量,并注意测试结果与其他临床资料是否有矛盾之处;如有必要,可以对可疑或居于临界值的结果重复测试。

一、概述

(一) 眼震电图和眼震视图结果判断原则

眼震电图和眼震视图结果判断主要有以下原则:

1. 睁眼时测试结果异常,多考虑中枢神经系统功能障碍,但要注意排除强度较大的周围性眼震。

2. 闭眼时测试结果异常,考虑为周围性或中枢性前庭功能异常,无确切定位,临床意义主要在于支持诊断。

3. 双耳变温冷热试验如有一侧半规管轻瘫(UW)、Dix-Hallpike 试验有 BPPV 型眼震或压力试验(+),多提示周围性前庭功能异常。

4. 注意特例。

在解释眼震电图和眼震视图结果时,同样也要注意:①独立看待每一个测试的结果,详见附录2;②解释全面,包括正常还是异常、定位还是无定位、病因学诊断等;③切忌解释过度。

眼震电图和眼震视图在临床上主要用于:①支持诊断,如单侧周围性前庭损伤、BPPV 的诊断,以及前庭系统中枢性和周围性病变的诊断和鉴别诊断;②术前评估,如听神经瘤、人工耳蜗植入术、前庭神经切断术术前前庭功能评估;③发现前庭功能异常并定位诊断;④即使眼震电图和眼震视图测试结果正常,也不能排除前庭功能障碍。

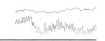

（二）眼震电图和眼震视图报告撰写

一份高质量的眼震电图和眼震视图检测报告应具备以下特点：①准确；②有临床指导意义；③简明扼要。报告中注意强调异常的、有定位意义的发现。

检测报告一般由以下几部分组成：

1. 受试者一般资料　包括姓名、编号、年龄、性别、测试日期、简要病史等。

2. 测试结果　描述测试结果时，先列出 VNG/ENG 测试组中结果异常的项目，再列出测试结果正常的项目，即先异常后正常。

3. 临床印象　包括定位诊断、病因诊断和支持诊断依据，如果有可能影响测试结果的用药、手术等情况，需在报告中特别加以注明。

VNG/ENG 测试一般有以下几种结果：①正常，约占测试总人数的 50%；②代偿性和失代偿性周围性前庭功能损伤，两者合计 20%；③双侧前庭功能损伤，约为 2%；④BPPV；⑤非定位性前庭功能损伤，为 5%；⑥中枢病变；⑦中枢前庭病变合并前庭外病变；⑧中枢非前庭系统病变。其中⑥、⑦、⑧合计为 5%。

二、眼震电图和眼震视图报告撰写举例

病例 1：正常

病史：患者 52 岁，女性，站立不稳伴头晕 2 年，发作呈间歇性，无明显诱因，每次发作持续数小时。

VNG/ENG 测试结果：冷热试验示 19% UW（右侧）；静态位置试验头右位有左跳性眼震（闭眼/固视消除），SPV<4°/s，其余测试均无特殊异常。

姓名：略

编号：略

年龄/性别：略

检测者：略

测试日期：略

ENG/VNG 报告

简要病史：略。

测试：扫视试验、凝视试验、平稳跟踪试验、视动性眼震试验、静态位置试验、双耳变温冷热试验。由于受试者颈部病变，未进行 Dix-Hallpike 试验。

结果：双耳变温冷热试验示右侧半规管轻瘫，UW=19%，属正常范围（<25%）。静态位置试验头右偏位，闭眼测试有左跳性眼震，但强度不大，无特殊临床意义。扫视试验峰速度、准确度、潜伏期均正常。睁眼无凝视性眼震。左、右向平稳跟踪试验和视动性眼震试验均正常。

印象：未见异常。

病例 2：代偿性单侧周围前庭损伤

病史：患者 43 岁，男性，右耳重度感音神经性听力损失，伴耳鸣，无眩晕，偶有站立不稳。

VNG/ENG 测试结果：冷热试验示 41% UW（右侧），闭眼时静态位置试验有左跳性眼震，强度较小，其余测试均正常。

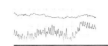

姓名:略

编号:略

年龄/性别:略

检测者:略

测试日期:略

ENG/VNG 报告

简要病史:略。

测试:扫视试验、凝视试验、平稳跟踪试验、视动性眼震试验、静态位置试验、Dix-Hallpike 试验、双耳
变温冷热试验。

结果:

    双耳变温冷热试验示右侧半规管轻瘫。

    其余测试未见明显异常:

    (1) 水平方向扫视试验峰速度、准确度、潜伏期均正常。

    (2) 凝视试验无眼震。

    (3) 平稳跟踪试验正常。

    (4) 视动性眼震试验正常。

    (5) 闭眼时静态位置试验有左跳性眼震,但 SPV<6°/s,无临床意义。

    (6) 左、右耳向下位 Dix-Hallpike 试验时均无旋转性眼震。

印象:右侧周围前庭系统损伤,损伤定位于右侧外半规管或其传入神经通路。

病例 3:失代偿性单侧周围前庭病变

    病史:患者 33 岁,男性,2 天前粉刷厨房时突发重度眩晕,去神经内科急诊,体检神经系统、心血管系统无异常发现,有右跳性眼震,患者听力正常。

    VNG/ENG 测试结果:左耳冰水试验无反应;闭眼时有强度较大的右跳性自发性眼震;右凝视位有右跳性凝视性眼震,其余测试均正常。

姓名:略

编号:略

年龄/性别:略

检测者:略

测试日期:略

ENG/VNG 报告

简要病史:略。

测试:扫视试验、凝视试验、平稳跟踪试验、视动性眼震试验、静态位置试验、Dix-Hallpike 试验、双耳
变温冷热试验、冰水试验。

结果:

    异常测试结果:

    (1) 左侧双耳变温冷热试验、冰水试验均未能诱发出反应。

    (2) 右位凝视性眼震(+):眼震方向右跳性,睁眼、闭眼测试均有。

    其余测试未见明显异常:

    (1) 水平方向扫视试验峰速度、准确度、潜伏期均正常。

    (2) 其他凝视位测试无凝视性眼震。

    (3) 左、右向平稳跟踪试验正常。

    (4) 左、右视动性眼震试验正常。

    (5) 左、右耳向下位 Dix-Hallpike 试验时无眼震。

印象:提示左侧迷路或前庭神经急性损伤。

备注:患者测试前 48 小时内曾服用前庭抑制剂。

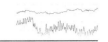

病例4:双侧前庭功能丧失

病史:患者65岁,男性,进行性站立不稳,双耳听力正常。

ENG/VNG检查结果:双耳变温冷热试验、冰水试验无反应,视频脉冲甩头试验(vHIT)无反应,其余未见明显异常。

姓名:略
编号:略
年龄/性别:略
检测者:略
测试日期:略

ENG/VNG报告

简要病史:略。

测试:扫视试验、凝视试验、平稳跟踪试验、视动性眼震试验、静态位置试验、Dix-Hallpike试验、双耳变温冷热试验、冰水试验、视频脉冲甩头试验(vHIT)。

结果:

　　异常测试结果:

　　(1) 双耳变温冷热试验、冰水试验双侧无反应,vHIT双侧无反应。

　　其余测试未见明显异常:

　　(2) 睁眼时无凝视性眼震。

　　(3) 闭眼时无自发性眼震和位置性眼震。

　　(4) 水平方向扫视试验峰速度、准确度、潜伏期均正常。

　　(5) 左、右向平稳跟踪试验正常。

　　(6) 左、右向视动性眼震试验正常。

　　(7) 左、右耳向下位Dix-Hallpike试验无眼震。

印象:双侧前庭功能重度丧失,提示双侧周围性前庭系统病变或中枢神经系统病变。

病例5:后半规管型BPPV

病史:患者55岁,女性,阵发性眩晕多年。10年前曾因急性眩晕伴恶心、呕吐住院4天,检查发现耳部有感染。此后,患者的阵发性眩晕时好时坏,自觉早、晚间平躺时易诱发。

ENG/VNG检查结果:右侧Dix-Hallpike试验旋转性眼震,双耳变温冷热试验示UW35%(右侧)。

姓名:略
编号:略
年龄/性别:略
检测者:略
测试日期:略

ENG/VNG报告

简要病史:略。

测试:扫视试验、凝视试验、平稳跟踪试验、视动性眼震试验、静态位置试验、Dix-Hallpike试验、双耳变温冷热试验。

结果:

　　异常测试结果:

　　(1) Dix-Hallpike试验(右耳向下位):旋转性眼震(下跳、向左侧旋转),持续数秒后自行缓解。

　　(2) 双耳变温冷热试验右侧半规管轻瘫,UW=35%。

　　其余测试未见明显异常:

　　(1) 水平方向扫视试验峰速度、准确度、潜伏期均正常。

　　(2) 静态位置试验:左跳性自发性眼震(闭眼),SPV<6°/s。

　　(3) 凝视性眼震(-)。

　　(4) 左、右向平稳跟踪试验和视动性眼震试验均正常。

印象:Dix-Hallpike试验提示右后半规管型BPPV,冷热试验提示右侧外半规管或其传入通路病变。

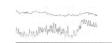

病例6:无定位性前庭功能损伤

病史:患者63岁,女性,患有高血压、糖尿病、血栓性静脉炎、背痛、长期头痛。2年前感冒后始有眩晕,多方求治疗效不佳。

ENG/VNG检查结果:静态位置试验有明显的左跳性自发性眼震,其余测试未见明显异常。

姓名:略
编号:略
年龄/性别:略
检测者:略
测试日期:略

ENG/VNG报告

简要病史:略。

测试:扫视试验、凝视试验、平稳跟踪试验、视动性眼震试验、静态位置试验、Dix-Hallpike试验、双耳变温冷热试验。

结果:

异常测试结果:

(1) 闭眼时静态位置试验有左跳性自发性眼震。

其余未见明显异常:

(2) 水平方向扫视试验峰速度、准确度、潜伏期均正常。

(3) 无凝视性眼震。

(4) 左、右向平稳跟踪试验和视动性眼震试验均正常。

(5) 左、右耳向下位Dix-Hallpike试验均无眼震。

(6) 双耳变温冷热试验无UW、DP。

印象:提示周围性或中枢性前庭病变。

病例7:中枢性前庭病变

病史:患者68岁,男性,进行性站立不稳。

ENG/VNG检查结果:凝视试验记录到下跳眼震(睁眼/固视)。其余测试未见明显异常。

姓名:略
编号:略
年龄/性别:略
检测者:略
测试日期:略

ENG/VNG报告

简要病史:略。

测试:扫视试验、凝视试验、平稳跟踪试验、视动性眼震试验、静态位置试验、Dix-Hallpike试验、双耳变温冷热试验。

结果:

睁眼测试凝视试验:下跳性眼震(+)。

其余测试未见明显异常:

(1) 水平方向扫视试验峰速度、准确度、潜伏期均正常。

(2) 左、右向平稳跟踪试验和视动性眼震试验均正常。

(3) 无位置性眼震。

(4) Dix-Hallpike试验时下跳性眼震增强。

(5) 双耳变温冷热试验无UW、DP。

印象:下跳性眼震提示中枢病变。

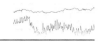

病例8：中枢前庭病变合并前庭外病变

病史：患者79岁，女性，进行性站立不稳，使用拐杖，双侧老年性听力损失，有背部手术史。

ENG/VNG检查结果：睁眼时凝视性眼震（+），双侧冷热试验无反应，转椅试验无反应，平稳跟踪试验和OKN异常，有明显的左跳性自发性眼震，扫视试验未见明显异常。

姓名：略

编号：略

年龄/性别：略

检测者：略

测试日期：略

ENG/VNG报告

简要病史：略。

测试：扫视试验、凝视试验、平稳跟踪试验、视动性眼震试验、静态位置试验、双耳变温冷热试验、转椅试验。

结果：

异常测试结果：

（1）凝视试验（睁眼）：凝视性眼震（+）。

（2）平稳跟踪试验双向跟踪不良，视动性眼震试验双向不对称。

（3）双耳变温冷热试验。

（4）转椅试验：所有频率增益降低，与冷热试验结果一致。

（5）静态位置试验（闭眼）：左跳性自发性眼震。

其余测试未见明显异常。

印象：提示重度小脑功能障碍。

备注：由于患者背部进行过手术，未进行Dix-Hallpike试验。

病例9：中枢非前庭性病变

病史：患者67岁，女性，频繁头痛，持续眩晕，自述"晕得头痛"。

ENG/VNG检查结果：双向慢扫视眼动，其余测试未见明显异常。

姓名:略

编号:略

年龄/性别:略

检测者:略

测试日期:略

ENG/VNG 报告

简要病史:略。

测试:扫视试验、凝视试验、平稳跟踪试验、视动性眼震试验、静态位置试验、Dix-Hallpike 试验、双耳变温冷热试验。

结果:

双向扫视试验峰速度下降。

其余测试未见明显异常:扫视试验准确度、潜伏期正常;无自发性、位置性和凝视性眼震;Dix-Hallpike 试验均无眼震;左、右向平稳跟踪试验和视动性眼震试验均正常;双耳变温冷热试验无 UW 和 DP。

印象:慢扫视眼动提示中枢病变。

备注:该患者正在服用中枢兴奋剂,因此不能排除上述各项异常是药物作用所致,如抗惊厥药、镇静催眠药、抗抑郁药等。

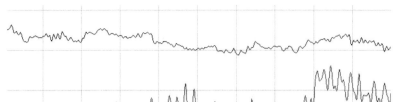

附录 1 常用药物及其他因素对ENG和VNG测试结果的影响

分类	举例	中枢作用 （具有以下一项或多项表现） ①凝视性眼震(+)； ②平稳跟踪试验/视动性眼震试验异常； ③固视抑制(-)； ④垂直(下跳性)眼震(+)； ⑤扫视试验异常。	镇静作用 （具有以下一项或多项表现） ①抑制双耳变温冷热试验反应 ②抑制自发性眼震 ③抑制位置性眼震 ④扫视试验和视动性眼震试验反应减弱 ⑤测试中难以保持警醒状态	前庭功能障碍 （具有以下一项或多项表现） ①前庭反应消失或减弱 ②诱发静态位置性眼震
前庭抑制剂	敏可嗪 茶苯海明 异丙嗪	++		+
抗癫痫药	苯妥英钠 卡马西平	++		
抗焦虑药	地西泮 阿普唑仑	+	++	
抗抑郁药	帕罗西汀 氟西汀 阿米替林	+	++	
镇静催眠药	苯巴比妥	+	++	+
镇痛药	哌替啶 可待因			
抗组胺药	苯海拉明 曲普利啶		++	+ 一过性
解热镇痛抗炎药	阿司匹林			
氨基苷类抗生素	庆大霉素			++
抗肿瘤药	顺铂			永久性

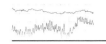

续表

分 类	举 例	中枢作用 (具有以下一项或多项表现) ①凝视性眼震(+); ②平稳跟踪试验/视动性眼震 试验异常; ③固视抑制(-); ④垂直(下跳性)眼震(+); ⑤扫视试验异常。	镇静作用 (具有以下一项或多项表现) ①抑制双耳变温冷热试验反应 ②抑制自发性眼震 ③抑制位置性眼震 ④扫视试验和视动性眼震试验 反应减弱 ⑤测试中难以保持警醒状态	前庭功能障碍 (具有以下一项或 多项表现) ①前庭反应消失 或减弱 ②诱发静态位置 性眼震
利尿剂	呋塞米			++ 一过性
尼古丁 毒品		+		
酒精				+

注:+有影响;++明显影响

附录2 ENG/VNG测试方法、异常表现、临床意义和定位

测试	异常表现	临床意义	定位		印 象
			周围	CNS	
扫视试验:病人注视一个快速变换的靶点	视辨距不良(欠冲、过冲、侧冲)	+++	0	+++	双侧:弥漫性小脑病变 单侧:同侧脑桥小脑角病变,同侧小脑病变
	慢扫视眼动	+++	0	+++	基底核、脑干、小脑、周围眼运动神经或眼肌病变
	反应延迟	++	0	+++	额叶、额顶叶皮质或基底核病变
	核间性眼肌麻痹	+++	0	+++	内侧纵束病变,需分别记录左、右眼眼震
视跟踪试验:病人注视缓慢移动的靶点	扫视性跟踪	+++	0	+++	排除睁眼时出现的强烈的前庭性眼震
	紊乱性跟踪(Ⅲ型、Ⅳ型曲线)	+++	0	+++	双向:小脑、脑干、纹状皮质病变 单向:同侧枕叶、额叶、顶部皮质、单侧周围性前庭病变急性期
	失共轭性跟踪	+++	0	+++	需分别记录左、右眼眼震
视动性眼震试验:病人注视成串移动的靶点	双侧不对称	+++	0	+++	皮质、间脑、脑干、小脑病变及周围性前庭病变急性期
	刺激强度增大时反应反而减小	+++	0	+++	
	反向眼震	+++	0	+++	通常为先天性眼震
凝视试验(睁眼/固视):病人注视5个凝视位(中央、右、左、上、下)	水平方向双侧凝视性眼震	+++	0	+++	
	水平方向单侧凝视性眼震	+++	0	+++	排除睁眼时出现的强烈的前庭性眼震
	摆动性眼震	+++	0	+++	通常为先天性眼震
	急跳性眼震	+++	0	+++	小脑或基底核病变(少见),加测闭眼状态下凝视试验
	周期交替性眼震	+++	0	+++	颅底枕、颈椎结合部病变,先天性疾病
	反跳性眼震	+++	0	+++	小脑病变
	上跳性眼震	+++	0	+++	延髓背部、小脑前蚓部病变
	下跳性眼震	+++	0	+++	颅后窝病变
	终极性眼震	–	–	–	正常

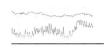

续表

测试	异常表现	临床意义	定位		印象
			周围	CNS	
凝视试验（闭眼/固视消除）：同上	水平方向前庭性眼震	++	++	+	方向固定，固视抑制（+），遵从 Alexander 定律
	急跳性眼震	−	−	−	病人过度警觉
静态位置试验：记录不同头位时睁眼和闭眼时的眼动	睁眼时记录到眼震	+++	0	+++	排除睁眼时出现的强烈的前庭性眼震
	方向/强度固定的眼震（自发性）	++	++	+	
	方向固定、强度变化的眼震	++	++	+	
	方向变化的向地性眼震	++	++	+	排除酒精性病变 PAN Ⅰ
	方向变化的离地性眼震	++	+	++	排除酒精性病变 PAN Ⅱ
	单一头位时的方向变化性眼震	+++	0	+++	
冷热试验：分别用冷、热刺激左、右耳，比较其反应	一侧半规管轻瘫	+++	+++	0	多为反应弱侧周围性病变
	优势偏向	+	++	++	多与自发性眼震有关
	双侧半规管轻瘫	+++	++	+	通常为双耳周围性病变，偶为中枢神经系统病变
	反应增强	++	0	+++	小脑病变，但需排除定标过度、鼓膜穿孔
	固视抑制（−）	+++	0	+++	
	冷热刺激眼震方向颠倒	+++	0	+++	多为技术问题，极少见于脑干病变
	冷热反应颠倒	+++	0	+++	多为技术问题，极少见于脑干病变
动态位置试验：病人迅速由坐位转换至仰卧、头左、右悬垂位，再回至坐位	单侧旋转性 BPPV 型眼震				一过性、疲劳性、旋转性、伴眩晕
	（向地性/上跳性）	+++	+++	+	后半规管，位于最下位耳
	（向地性/下跳性）	+++	+++	+	前半规管，位于最下位耳，慎重解释结果
	（离地性/下跳性）	+++	+++	+	前半规管，位于最上位耳
	水平 BPPV 型眼震（Roll 试验）	+++	+++	+	外半规管 BPPV，双侧反应，患侧强于健侧
	双侧旋转性 BPPV 型眼震	+++	++	++	双耳，中枢神经系统病变
	下跳性眼震	+++	0	+++	无眩晕时存在

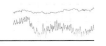

续表

测试	异常表现	临床意义	定位		印　象
			周围	CNS	
压力(瘘管)试验:左、右耳分别施压时记录眼震	压力变化时出现眼震	+++	+++	0	压力试验(+):外淋巴瘘 压力试验(−):不能排除外淋巴瘘
摇头试验:剧烈摇头后记录眼震	摇头后出现眼震	++	++	+	水平性眼震为周围性前庭病变

注:+++:显著发现;++:中等发现;+:边缘性的发现;0:阴性

175

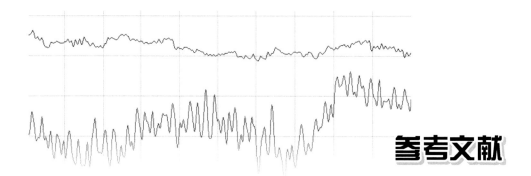

参考文献

1. Baloh RW, Honrubia V. Clinical Neurophysiology of the Vestibular System. Philadelphia: FA Davis Co., 1990

2. Barber HO, Stockwell CW. Manual of Electronystagmography. St. Louis: CV Mosby, 1980

3. Desmond A. Vestibular Function: Evaluation and Treatment. New York: Thieme, 2004

4. Furman JM, Cass SP. Balance disorders: a case study approach. Philadelphia: FA Davis Co., 1996

5. Goebel JA. Practical management of the dizzy patient. Philadelphia: Lippincott Williams & Wilkins Publishers, 2001

6. Herdman SJ. Vestibular rehabilitation. 2nd edition. Philadelphia: FA Davis Co., 1999

7. Jacobson GP, Newman C W, Kartush J M. Handbook of balance function testing. St. Louis: Mosby Year Book, 1997

8. Leigh RJ, Zee DS. The Neurology of Eye Movements. Philadelphia: F A Davis Co., 1991

9. McCaslin , DL. Electronystamography/Videonystagmography. Plural Publishing, San Diego, 2012

10. Shepard NT, Telian SA. Practical Management of the Balance Disorder Patient. San Diego : Singular Publishing Group, Inc., 1996

11. Stockwell CW. ENG workbook. St. Louis: Mosby Year Book, 1983

12. 王尔贵,吴子明.前庭康复.北京:人民军医出版社,2004

13. 姜泗长,顾瑞,王正敏.耳科学.第 2 版.上海:上海科学技术出版社,2002

14. 孔维佳,周梁,许庚,等.耳鼻咽喉头颈外科学.北京:人民卫生出版社,2005

15. 黄选兆,汪吉宝.实用耳鼻咽喉科学.北京:人民卫生出版社,1998

16. 李晓璐,卜行宽,Kamran Barin,等.实用眼震电图和眼震视图检查.北京:人民卫生出版社,2007

17. Barin K, Durrant JD. Applied physiology of the Vestibular System//Canalis RF, Lambert PR. The ear: Comprehensive Otology. Philadelphia: Lippincott Williams & Wilkins, 2000: 113-140

18. Barin K. Clinical Neurophysiology of the Vestibular System//Katz J, Medwetsky L, Burkhart R. Handbook of Clinical Audiology. 6th edition. Philadelphia : Lippincott Williams & Wilkins (LWW), 2009: 431-466

19. Barin K. Background and Technique of Caloric Testing//Jacobson GP, Shepard N. Balance

176

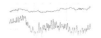

function assessment and management. San Diego:Plural Publishing Inc. ,2008:197-252

20. Charles Cummings,John M Fredrickson,Lee A Harker,et al. Vestibular function tests∥Cummings Otolaryngology-Head and Neck surgery. 2nd Edition. 1993:2652-2682

21. Hain TC. Approach to the vertigo patient∥Biller J. Practical Neurology. 2nd edition. Philadephia:Lippincott-Raven,2012:152-167

22. Charles C,John MF,Lee A H,et al. Vestibular function testing∥Cummings Otolaryngology-Head and Neck Surgery. 1986:2743-2763

23. Bakr MS,Saleh EM. Electronystagmography:how helpful is it? J Laryngol Otol,2000,114(3):178-183

24. Bhansali SA,Honrubia V. Current status of electronystagmography testing. Otolaryngol Head Neck Surg,1999,120(3):419-426

25. Fetter M. Assessing vestibular function:which tests,when? J Neurol,2002,247(5):335-342

26. Honrubia V. Contemporary vestibular function testing:accomplishments and future perspectives. Otolaryngol Head Neck Surg,1995,112(1):64-77

27. Stewart MG,Chen AY,Wyatt R,et al. Cost-effectiveness of the diagnostic evaluation of vertigo. Laryngoscope,1999,109(4):600-605.

28. Stockwell CW. Vestibular testing:past,present,future. British Journal of Audiology,1997,31:387-398

29. Hain TC. Dr. Tim Hain's home page with information on various topics related to dizziness and vestibular testing[EB/OL]. http://www. dizziness-and-balance. com

30. Vestibular Disorders Association. Vestibular Disorders Association(VEDA) home page with links to other sites[EB/OL]. www. vestibular. org

31. AudiologyOnline. Several articles and presentations on vestibular testing[EB/OL]. www. AudiologyOnline. com